Psilocibina
MANUAL DE USO PARA CENTRO TERAPÉUTICO

JUAN J. TODOLÍ

Copyright © 2024 Juan J. Todolí

Todos los derechos reservados.
ISBN: 9798303908857

Índice

Introducción

    El renacer de la psilocibina en la medicina 6

    ¿Que encontrarás en este libro? 14

    Contexto legal 15

    Sobre el autor 18

    Objetivos del manual 19

Capítulo 1: ¿Qué es la Psilocibina?

    Definición y composición química 20

Capítulo 2: Variedades y Fuentes de Psilocibina

    Principales especies de hongos psilocíbios 23

    Métodos de obtención 25

Capítulo 3: Seguridad, Contraindicaciones y Consideraciones Médicas 27

Capítulo 4: Creación de un Entorno Terapéutico Seguro

    Principios fundamentales del espacio 31

    La música como herramienta 39

    Ajustes según el paciente 32

Capítulo 5: Formación y Rol del Terapeuta

    Cualidades esenciales del terapeuta 33

    Formación profesional del terapeuta 32

    Responsabilidades del terapeuta 35

    Ética y confidencialidad del terapeuta 36

    Autocuidado del terapeuta 37

Capítulo 6: Selección de Pacientes: Indicaciones y Contraindicaciones

    Indicaciones terapéuticas 38

    Contraindicaciones absolutas 39

    Contraindicaciones relativas 42

    Proceso de valoración inicial 45

Capítulo 7: Métodos de Dosificación

    Principios básicos de dosificación 47

    Métodos de administración 49

Capítulo 8: Procedimientos Previos a la Sesión

    Evaluación inicial del paciente 51

    Establecimiento de intenciones 52

    Preparación emocional 56

    Preparación física 60

    Diseño del entorno 64

    Establecimiento de la relación terapéutica 68

    Planificación de la logística 71

    Comunicación del consentimiento informado 74

    Preparación del terapeuta 79

Capítulo 9: Durante la Sesión

    Las fases de la sesión 82

Capítulo 10: Integración Post-Sesión

    La integración 86

Capítulo 11: Aplicaciones Terapéuticas

    Indicaciones terapéuticas 89

Capítulo 12: Aspectos Éticos y Legales

    Principios éticos y fundamentales 92

Capítulo 13: Centros Terapéuticos que ya usan Psilocibina

    Paises pioneros 95

    Centros terapéuticos (caracteristicas y beneficios) 91

Capítulo 14: Fuentes de Información

    Fuentes 98

Anexos: Herramientas Prácticas y Recursos Complementarios

    Cuestionarios de evaluación 101

    Escala de intensidad emocional post-sesión 106

    Cuestionario de integración 109

    Ejemplos clínicos 113

Mapas Conceptuales

    - Mapa de la experiencia 121

    - Diagrama de dosificación 125

    - Mapa efecto según la dosis 129

    "Setting" del entorno terapéutico 133

    Glosario de términos 138

    Reflexiones finales 142

Introducción

El renacer de una herramienta ancestral

Durante milenios, los hongos psilocibios han sido utilizados por diversas culturas como portales hacia el autoconocimiento, la conexión espiritual y la sanación emocional. En rituales ancestrales de Mesoamérica, eran conocidos como **"Teonanácatl"**, o "carne de los dioses", un nombre que refleja el profundo respeto y significado atribuido a estas sustancias. Sin embargo, el tiempo y los cambios culturales relegaron este conocimiento a las sombras, marcados por siglos de estigmatización y olvido. Hoy, en el siglo XXI, la psilocibina, el compuesto activo de estos hongos, renace como una herramienta revolucionaria en la medicina y la psicoterapia.

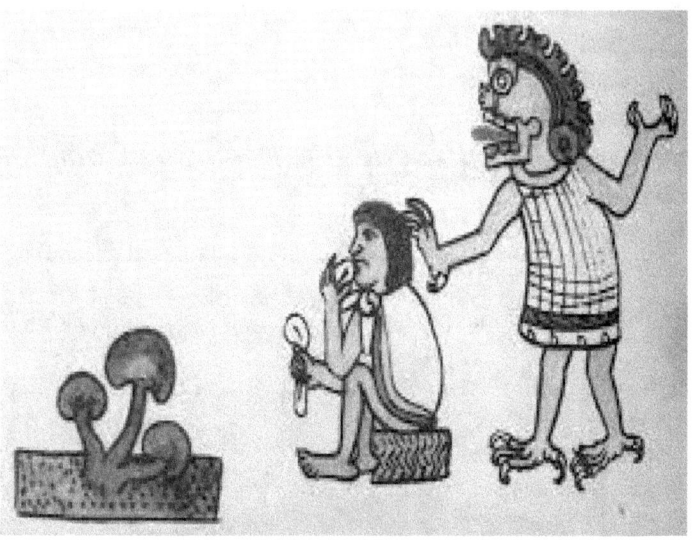

teonanácatl

Este renacimiento no solo recupera un legado espiritual, sino que también lo combina con la precisión de la ciencia moderna. A lo largo de las últimas décadas, investigadores y médicos han redescubierto las propiedades terapéuticas de la psilocibina, evidenciando su capacidad para transformar vidas al abordar trastornos mentales complejos como la depresión resistente, la ansiedad existencial y las adicciones. El "set y setting", principios clave de los rituales chamánicos que enfatizan la importancia de la mentalidad y el entorno, ahora son pilares fundamentales de los protocolos clínicos modernos.

El renacer de la psilocibina no es casualidad. Surge en un contexto donde los modelos tradicionales de tratamiento enfrentan limitaciones para abordar la creciente crisis global de salud mental. Mientras millones de personas buscan alternativas efectivas para sanar heridas emocionales y traumas profundos, la psilocibina emerge como una opción respaldada por investigaciones rigurosas y casos clínicos inspiradores. A diferencia de los tratamientos convencionales, su enfoque no se centra únicamente en aliviar síntomas, sino en catalizar experiencias transformadoras que permiten al individuo explorar y reconfigurar su mundo interno.

Además, este resurgimiento está acompañado de un creciente reconocimiento ético y cultural. Países como Canadá, Estados Unidos y Australia han comenzado a regular el uso terapéutico de la psilocibina, permitiendo a los profesionales de la salud mental trabajar con esta herramienta de manera segura y legal. Mientras tanto, comunidades indígenas, como los Mazatecos de Oaxaca, siguen siendo guardianes del conocimiento ancestral, recordándonos que este compuesto es más que una sustancia química: es un puente entre la tradición y la innovación.

El renacer de la psilocibina también trae consigo un compromiso con la responsabilidad. Este renacimiento no solo implica avances científicos, sino también un reconocimiento del respeto y la gratitud hacia las culturas que han preservado este conocimiento a lo largo de los siglos. Al unir la espiritualidad ancestral con la medicina moderna, la psilocibina se posiciona no solo como una herramienta terapéutica, sino como un recordatorio de nuestra capacidad para sanar y evolucionar.

El camino hacia el redescubrimiento ha sido largo, pero hoy, la psilocibina se encuentra en el corazón de una revolución en la salud mental. Este renacer no solo refleja el potencial de esta herramienta ancestral para transformar vidas, sino también nuestra capacidad como sociedad para integrar sabiduría antigua con los avances de la ciencia contemporánea.

Introducción al interés médico por la psilocibina

La psilocibina, un compuesto natural presente en ciertas especies de hongos, ha resurgido como una de las mayores promesas en el campo de la medicina mental. Aunque históricamente ha sido asociada con rituales chamánicos y movimientos contraculturales, los últimos años han marcado un cambio radical en su percepción, gracias a investigaciones científicas que avalan su eficacia en el tratamiento de trastornos complejos como la depresión resistente y el trastorno de estrés postraumático.

En las últimas décadas, la psilocibina ha emergido como una de las sustancias más prometedoras en la investigación médica y psicoterapéutica. Este compuesto, presente en ciertos hongos conocidos como "hongos mágicos," ha despertado el interés de la comunidad científica por su capacidad para inducir estados de conciencia profundos y sus efectos terapéuticos en trastornos mentales resistentes a tratamientos convencionales.

El interés médico por la psilocibina no es nuevo, pero su resurgimiento actual está respaldado por estudios rigurosos y un cambio en la percepción social y política. A mediados del siglo XX, investigadores pioneros comenzaron a explorar los efectos de la psilocibina en condiciones como la depresión, la ansiedad y las adicciones. Sin embargo, el estigma asociado a las sustancias psicodélicas y las restricciones legales impuestas en las décadas de 1960 y 1970 detuvieron gran parte de esta investigación prometedora.

Con el avance de la neurociencia y el creciente reconocimiento de la crisis global en salud mental, la psilocibina ha vuelto a ser el foco de atención. Estudios recientes han demostrado que, en un entorno controlado y con la supervisión adecuada, este compuesto puede facilitar cambios significativos en la percepción, la emoción y los patrones de pensamiento. Su capacidad para interrumpir patrones mentales negativos y fomentar la plasticidad cerebral la convierte en una herramienta revolucionaria para abordar trastornos como la depresión resistente, el trastorno de estrés postraumático (TEPT) y la ansiedad relacionada con enfermedades terminales.

El modelo terapéutico basado en la psilocibina combina elementos de psicoterapia tradicional con un enfoque experiencial. Durante las sesiones, los pacientes a menudo describen vivencias introspectivas, emocionales y espirituales que les ayudan a procesar traumas, reconectar con sus valores y encontrar un propósito renovado en sus vidas. Estas experiencias no solo tienen un impacto profundo durante la sesión, sino que también generan cambios duraderos en el bienestar emocional y mental de los pacientes.

Además, el interés médico se ha visto impulsado por la necesidad de desarrollar tratamientos más efectivos para los trastornos mentales, muchos de los cuales han mostrado respuestas limitadas a los enfoques convencionales. En un contexto donde la depresión afecta a más de 280 millones de personas en todo el mundo, y las adicciones y la ansiedad continúan en aumento, la psilocibina representa una alternativa innovadora y esperanzadora.

El resurgimiento de la psilocibina también plantea preguntas éticas y legales, así como la necesidad de capacitación especializada para terapeutas. Sin embargo, los resultados positivos obtenidos en ensayos clínicos y su bajo perfil de toxicidad posicionan a la psilocibina como una de las fronteras más emocionantes en la medicina moderna.

Breve historia de la psilocibina

La psilocibina, el compuesto psicodélico activo en ciertos hongos, ha sido una herramienta transformadora para la humanidad durante milenios. Desde rituales ancestrales hasta terapias modernas, su historia está llena de espiritualidad, sanación y redescubrimiento científico. Este capítulo explora su trayectoria, desde los primeros usos documentados por civilizaciones antiguas hasta su incorporación en la terapia moderna.

Los Hongos Psilocibios en las Civilizaciones Ancestrales

Los Orígenes en el Arte Rupestre

El uso de los hongos psilocibios puede rastrearse hasta hace más de 10,000 años, como lo demuestran las pinturas rupestres halladas en el Sáhara y en Europa. Estas representaciones muestran figuras humanas danzando y sosteniendo hongos, lo que sugiere que estas culturas tempranas atribuían un significado espiritual o místico a estas sustancias.

Mesoamérica: La Era de los Dioses Hongos

En las civilizaciones mesoamericanas, como los aztecas y los mayas, los hongos psilocibios eran conocidos como **"Teonanácatl"**, que se traduce como "carne de los dioses". Estas culturas utilizaban los hongos en ceremonias religiosas para comunicarse con sus dioses, interpretar visiones y buscar guía espiritual.

- **Uso en Rituales Aztecas:** Los sacerdotes ingerían teonanácatl para obtener visiones que guiaban decisiones políticas o ceremoniales.
- **Mayas:** Los hongos formaban parte de rituales agrícolas y de fertilidad, marcando la conexión entre los humanos y la naturaleza.
- **Objetos Ceremoniales:** Esculturas y códices de estas civilizaciones representan hongos, indicando su importancia central en la cosmovisión de estas culturas.

Los Mazatecos y su Tradición Viva

En la región de Oaxaca, México, los Mazatecos mantuvieron viva la tradición del uso de hongos psilocibios incluso después de la colonización española. En un contexto espiritual y curativo, los chamanes mazatecos utilizaban los hongos para tratar enfermedades físicas, como emocionales. Estas prácticas serían redescubiertas siglos más tarde por investigadores occidentales como Sir Richard E. Schultes.

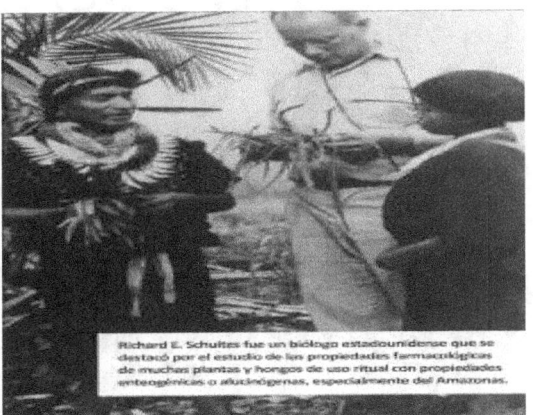

Sir Richard E. Schultes

La Represión y la Perdida de los Saberes Ancestrales

La Conquista Española y la Prohibición del Teonanácatl

Con la llegada de los conquistadores españoles en el siglo XVI, las prácticas espirituales de los pueblos indígenas fueron severamente reprimidas. Los hongos psilocibios, junto con otras sustancias sagradas, fueron demonizados y prohibidos por la Iglesia Católica.

- **Perspectiva Europea:** Los cronistas españoles, como Bernardino de Sahagún, describieron el uso de hongos psilocibios en rituales indígenas, pero lo consideraron "diabólico".
- **Pérdida Cultural:** Muchas tradiciones fueron silenciadas, y el conocimiento sobre el uso de los hongos quedó limitado a comunidades indígenas remotas.

El Redescubrimiento de la Psilocibina en el Siglo XX

María Sabina: La Puerta al Mundo Occidental

En la década de 1950, la curandera Mazateca **María Sabina** desempeñó un papel crucial en la reintroducción de los hongos psilocibios al conocimiento occidental. Su tradición chamánica y su apertura a compartir sus rituales con extranjeros marcaron un antes y un después en la historia de la psilocibina.

- **Rituales Sagrados:** María Sabina utilizaba los hongos en ceremonias conocidas como "veladas", donde los participantes buscaban sanación y guía espiritual.
- **Encuentro con R. Gordon Wasson:** En 1955, el banquero y micólogo aficionado R. Gordon Wasson asistió a una ceremonia con María Sabina en Huautla de Jiménez, Oaxaca. Este encuentro fue documentado en la revista *Life*, lo que desató el interés mundial por los hongos psilocibios.

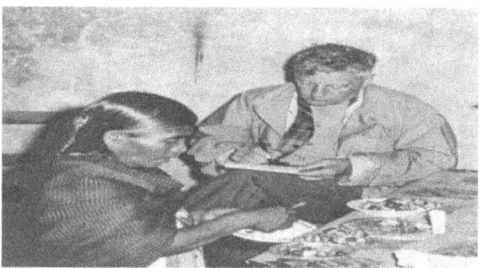

María Sabina

Maria Sabina, Albert Hofmann y la Identificación del Compuesto

Tras el descubrimiento de María Sabina, el químico suizo Albert Hofmann, famoso por sintetizar el LSD, aisló y sintetizó la psilocibina en 1958. Este avance permitió su uso controlado en investigaciones científicas.

- Hofmann identificó la estructura molecular de la psilocibina y la psilocina, sus metabolitos activos, lo que marcó el inicio de estudios más sistemáticos.

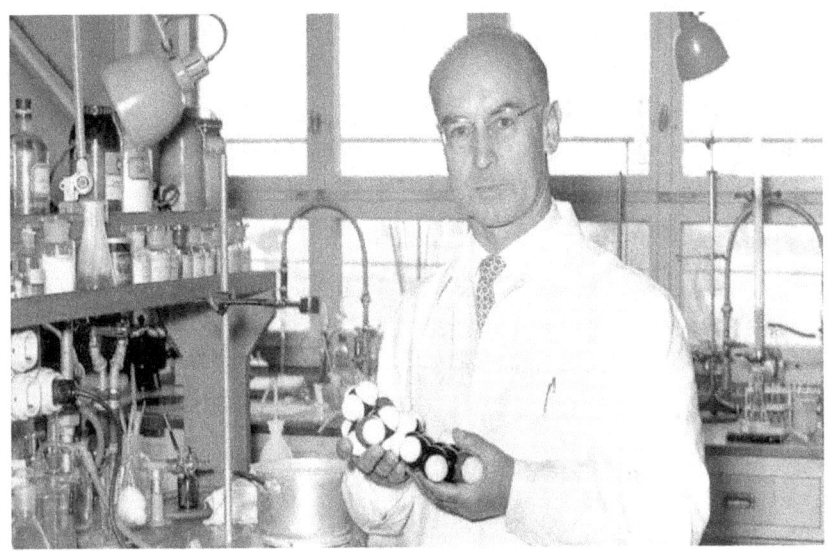
Albert hofman

Los Primeros Usos Terapéuticos en Occidente
Las Décadas de los 50 y 60: Investigación Pionera
Durante los años 50 y 60, científicos y psicólogos comenzaron a explorar los efectos de la psilocibina en el tratamiento de trastornos mentales.

- **Harvard Psilocybin Project:** En 1960, Timothy Leary y Richard Alpert (Ram Dass) lideraron uno de los proyectos más famosos sobre psilocibina en la Universidad de Harvard, explorando su potencial para expandir la conciencia y tratar trastornos emocionales.
- **Efectos Terapéuticos:** Investigaciones tempranas mostraron resultados prometedores en el tratamiento de la depresión, las adicciones y la ansiedad.

La Psicoterapia Psicodélica Naciente
Los terapeutas comenzaron a experimentar con la psilocibina como una herramienta para facilitar introspección profunda en los pacientes, abriendo puertas hacia emociones reprimidas y traumas no resueltos.

- **Casos Clínicos Tempranos:** Estudios pequeños indicaron que una sola sesión con psilocibina podía proporcionar alivio duradero en pacientes con ansiedad severa o depresión resistente.

La Prohibición y el Estancamiento Científico
La Contracultura y el Estigma
Durante la década de 1960, el uso recreativo de sustancias psicodélicas se popularizó entre los

movimientos contraculturales. Esto llevó a que la psilocibina y otras sustancias fueran asociadas con la rebeldía social, lo que alarmó a los gobiernos.

- **Prohibición Global:** En 1971, la Convención de las Naciones Unidas sobre Sustancias Psicotrópicas clasificó la psilocibina como una droga de Clase I, restringiendo su uso incluso para fines médicos y científicos.

Impacto en la Investigación:

- La prohibición detuvo casi por completo los estudios científicos durante décadas, relegando a la psilocibina a la clandestinidad.

El Renacimiento Científico y Terapéutico

Los Años 90 y 2000: Un Nuevo Comienzo

A finales del siglo XX, el estigma comenzó a disminuir, y los investigadores retomaron el estudio de la psilocibina bajo estrictas condiciones legales.

- **Universidad Johns Hopkins:** En 2006, un estudio liderado por Roland Griffiths demostró que la psilocibina podía inducir experiencias místicas profundamente significativas y seguras en un entorno controlado.
- **Resultados Clínicos:** Estudios posteriores mostraron que la psilocibina era eficaz para tratar la depresión resistente, la ansiedad en pacientes terminales y las adicciones.

La Primera Terapia Moderna: La Influencia de María Sabina

Aunque los entornos clínicos actuales se alejan del contexto chamánico, el enfoque terapéutico conserva algunos principios esenciales que María Sabina introdujo al mundo:

- La importancia del "set y setting" (mentalidad y entorno).
- La guía y apoyo durante el proceso.
- La conexión espiritual como parte de la sanación.

El renacimiento comenzó en los años 90 con estudios controlados en entornos clínicos, reavivando el interés por las propiedades terapéuticas de la psilocibina y otros psicodélicos. Hoy en día, prestigiosas instituciones como Johns Hopkins y el Imperial College de Londres lideran investigaciones sobre su uso terapéutico.

La crisis global de salud mental

El mundo enfrenta una crisis de salud mental sin precedentes. Según la Organización Mundial de la Salud (OMS), más de 280 millones de personas sufren depresión, y los trastornos de ansiedad afectan a más de 300 millones. Adicionalmente, las tasas de suicidio continúan aumentando, y los tratamientos convencionales, como los antidepresivos y las terapias cognitivas, no son efectivos para una proporción significativa de pacientes.

La psilocibina ofrece un enfoque revolucionario, no solo porque actúa rápidamente, sino porque aborda las causas subyacentes de muchos trastornos al facilitar una introspección profunda y cambios duraderos en la percepción y el comportamiento.

¿Por qué la psilocibina?

La psilocibina se diferencia de otros tratamientos en varios aspectos:

- **Cambio en la percepción y apertura emocional**: Ayuda a los pacientes a reconectar con sus emociones y superar barreras mentales que bloquean el progreso terapéutico.
- **Rápida efectividad**: Muchas personas experimentan mejoras significativas tras una o dos sesiones, a diferencia de los tratamientos que requieren meses de uso continuo.
- **Mínimos efectos secundarios**: Bajo supervisión profesional, los riesgos son considerablemente bajos.

Los estudios han demostrado su eficacia en condiciones como la depresión resistente, el alivio de la ansiedad en pacientes terminales y la superación de adicciones como el tabaquismo y el alcoholismo.

¿Por qué este manual es tan necesario?

La salud mental global atraviesa una crisis sin precedentes. Las herramientas tradicionales, aunque valiosas, no siempre son suficientes para abordar las raíces profundas de muchos trastornos. La psilocibina, con su capacidad para abrir nuevas perspectivas, romper patrones de pensamiento rígidos y facilitar la introspección profunda, se presenta como una alternativa complementaria con un potencial transformador.

Este manual tiene como objetivo:

1. **Proveer información científica precisa:** Desde el mecanismo de acción de la psilocibina hasta sus aplicaciones prácticas.
2. **Establecer protocolos claros y éticos:** Guías paso a paso para la preparación, administración e integración.
3. **Inspirar y empoderar a los terapeutas:** Ofreciendo herramientas prácticas y casos reales que demuestran su impacto.

¿Qué encontrarás en este libro?

Este manual está diseñado para ser una herramienta completa y accesible, tanto para terapeutas experimentados como para aquellos que están explorando el uso terapéutico de la psilocibina por primera vez. Los capítulos incluyen:

- **Fundamentos científicos:** ¿Qué es la psilocibina, cómo actúa y qué la hace única?
- **Preparación terapéutica:** Creación de un entorno seguro y formación del terapeuta.
- **Protocolos de administración:** Métodos de dosificación, manejo de emociones y guía durante la experiencia.
- **Aplicaciones clínicas:** Depresión, ansiedad terminal, adicciones y TEPT, entre otros.
- **Aspectos éticos y legales:** Cómo garantizar la seguridad, la ética y el cumplimiento normativo.
- **Anexos prácticos:** Casos clínicos, cuestionarios, mapas y recursos adicionales.

Cada sección está respaldada por investigaciones científicas, ejemplos reales y herramientas prácticas que facilitarán la implementación de este conocimiento en la práctica clínica.

Un compromiso ético

El uso de la psilocibina no debe tomarse a la ligera. Si bien su potencial es inmenso, su aplicación requiere un compromiso profundo con la ética, la empatía y la seguridad. Este manual enfatiza la importancia de respetar las experiencias individuales de cada paciente, crear un entorno seguro y actuar siempre desde una base de conocimiento y profesionalismo.

El terapeuta no solo guía, sino que también acompaña, sostiene y respeta el proceso único de cada individuo. La confianza depositada por el paciente es sagrada y debe ser honrada en cada etapa del tratamiento.

El futuro está aquí

El mundo de la terapia psicodélica está en un momento histórico. Investigaciones en instituciones como Johns Hopkins University, Imperial College London y otras han demostrado que la psilocibina puede marcar un antes y un después en la forma en que abordamos la salud mental. Lo que alguna vez fue rechazado, ahora se está integrando en prácticas clínicas modernas, brindando esperanza a millones de personas.

Este manual no es solo un compendio de conocimientos, es un llamado a los terapeutas a ser parte de este movimiento transformador. A través del uso responsable y ético de la psilocibina, podemos abrir puertas hacia un nuevo paradigma de sanación.

"El camino hacia la sanación comienza con una intención clara. Este libro es tu guía para acompañar a los pacientes en ese viaje, con sabiduría, empatía y profesionalismo."

Contexto Legal

El contexto legal de la psilocibina varía significativamente en todo el mundo, desde su prohibición absoluta en algunos países hasta su uso regulado para fines médicos y terapéuticos en otros.

Clasificación Legal Internacional

Países con Regulaciones Avanzadas

Destaca los países que han liderado el cambio legal en el uso de la psilocibina:

Ensayos Clínicos y Exenciones Médicas

- Resalta cómo los **ensayos clínicos aprobados** han permitido a los investigadores trabajar con psilocibina en países donde su uso está prohibido.
- Ejemplos:
    - Estudios liderados por **Johns Hopkins University** en Estados Unidos.
    - Proyectos del **Imperial College London** en Reino Unido.

Barreras Legales Actuales

- **Prohibición y estigma:** Aunque la ciencia respalda su seguridad y efectividad, muchos gobiernos siguen viendo a la psilocibina como peligrosa debido a su asociación con movimientos contraculturales.
- **Acceso limitado:** Incluso en lugares donde se permite, el acceso es caro y restringido, limitando su impacto terapéutico para la mayoría de las personas.

Cambios en Proceso

Movimientos de despenalización

- Ciudades como Denver (EE. UU.) y estados como California están despenalizando el uso personal de la psilocibina.
- Grupos de defensa, como **Decriminalize Nature**, están trabajando para ampliar estos cambios a nivel global.

Apoyo científico y social

- La evidencia científica creciente está cambiando la percepción pública y política sobre los beneficios médicos de la psilocibina.
- Encuestas muestran un aumento en el apoyo al uso terapéutico de los psicodélicos.

Consideraciones Éticas en la Regulación

- El marco legal debe garantizar:

- **Seguridad del paciente:** Protocolos estrictos para administración y seguimiento.
- **Accesibilidad:** Regulaciones que permitan un acceso justo, no solo para quienes puedan pagarlo.
- **Respeto cultural:** Reconocimiento y protección de los usos tradicionales de la psilocibina por comunidades indígenas.

Casos Ejemplares de Legislación

- Analiza ejemplos de legislaciones exitosas que podrían servir como modelo para otros países:
    - El programa de Oregón, que exige la certificación de terapeutas y la supervisión en entornos controlados.
    - El enfoque flexible de los Países Bajos, que regula la venta y el consumo de trufas sin criminalizar a los usuarios.

Reflexiones Futuros sobre el Contexto Legal / Legalización vs. Despenalización

Legalización controlada: Permitir el uso de psilocibina en entornos clínicos con regulaciones estrictas.

Despenalización: Eliminar sanciones legales por el uso personal y facilitar el acceso fuera del ámbito médico.
Reflexión: ¿Es posible combinar ambos enfoques para satisfacer necesidades médicas y personales?

Regulación de la Producción y Distribución

Necesidad de establecer estándares para la producción segura y ética de psilocibina.
Regulación de centros de cultivo para garantizar calidad y dosificación controlada.
Reflexión: ¿Cómo evitar la monopolización por grandes corporaciones farmacéuticas y fomentar un acceso equitativo?

Inclusión de Saberes Ancestrales

Integrar a comunidades indígenas y sus prácticas en los modelos legales, reconociendo su papel histórico en el uso de hongos psilocibios.
Reflexión: ¿Cómo garantizar que estas comunidades reciban reconocimiento y beneficios justos?

Formación y Certificación de Profesionales

Creación de programas obligatorios para terapeutas y guías que trabajen con psilocibina.
Reflexión: ¿Cómo se pueden estandarizar los requisitos internacionales para garantizar seguridad y eficacia?

Acceso Público y Políticas de Subsidio

Implementar programas que subsidien terapias para personas de bajos ingresos o con acceso limitado a servicios de salud mental.
Reflexión: ¿Cómo evitar que estas terapias se conviertan en un lujo inaccesible para la mayoría?

Impacto en la Investigación Médica

La necesidad de flexibilizar leyes para facilitar estudios clínicos y ampliar el conocimiento sobre aplicaciones terapéuticas.
Reflexión: ¿Cómo crear políticas que incentiven la investigación sin restricciones innecesarias?

Control de Riesgos y Abuso Potencial

Establecimiento de medidas de control para prevenir el uso recreativo indebido en contextos no supervisados.
Reflexión: ¿Cómo equilibrar la libertad personal con la protección de la salud pública?

Protección de los Derechos de los Usuarios

Evitar que las personas que utilicen psilocibina para fines personales o terapéuticos enfrenten discriminación laboral, legal o social.
Reflexión: ¿Cómo garantizar que el cambio en las leyes vaya acompañado de un cambio en las actitudes sociales?

Perspectiva Global: Marco de Cooperación Internacional

Establecer acuerdos entre países para facilitar la investigación y el acceso transfronterizo a tratamientos con psilocibina.
Reflexión: ¿Cómo coordinar esfuerzos globales para evitar disparidades legales y científicas?

Impacto en el Sistema de Salud

Evaluar cómo la integración de la psilocibina puede aliviar la carga del sistema de salud al ofrecer alternativas eficaces para la salud mental.
Reflexión: ¿Cómo adaptarse a una posible mayor demanda de estas terapias en el futuro?

Prevención del Estigma y la Desinformación

Diseñar campañas educativas para reducir el estigma asociado a las sustancias psicodélicas.
Reflexión: ¿Cómo se puede informar a la sociedad de manera equilibrada sobre los riesgos y beneficios?

Sobre el Autor

Desde ya una temprana edad, descubrí una fascinación por los misterios de la mente y el potencial de las sustancias naturales para transformar nuestra percepción del mundo. A los 16 años, fue mi primer contacto con la psilocibina no solo marcó un antes y un después en mi vida, sino que despertó en mi una curiosidad insaciable por comprender cómo esta sustancia podía abrir puertas hacia la sanación emocional y la introspección profunda había sentido.

Autodidacta y apasionado por la exploración científica, dediqué décadas a investigar y experimentar con distintas variedades de hongos psilocibios, perfeccionando mi conocimiento sobre sus efectos, aplicaciones y seguridad. Ahora, con más de 30 años de experiencia, he decidido consolidar todo este aprendizaje en un manual diseñado para guiar a los terapeutas en el uso profesional y ético de la psilocibina.

No solo soy un investigador comprometido, sino también un agente de cambio. Este libro es el resultado de mi deseo de ayudar a terapeutas y pacientes a acceder al poder transformador de esta herramienta milenaria. Mi enfoque combina rigor científico, empatía y un profundo respeto por las tradiciones ancestrales que han utilizado los hongos psilocibios durante siglos.

Durante estas tres décadas, he desarrollado mis investigaciones de manera autodidacta, utilizando siempre **fondos privados** para explorar el vasto mundo del micelio y sus aplicaciones. Mis estudios abarcan desde los aspectos biológicos y químicos de los hongos hasta su implementación en terapias innovadoras y soluciones sostenibles para múltiples sectores.

Dicha pasión por la micología y la microbiología, me llevó a fundar **ChampiTec**, una marca nacional con la misión personal de revolucionar los sectores de alimentación, medicina, cosmética y los combustibles, todo partiendo de los hongos. A través de ChampiTec, busco el puente hacia un futuro más sostenible, aprovechando las infinitas posibilidades que los hongos pueden ofrecer al mundo.

Comprometido con el altruismo, la ética, la sanación y la innovación, deseo que este libro te inspire y te guíe, y puedas aprovechar el inmenso potencial de la psilocibina, promoviendo así una transformación global basada en la naturaleza y la ciencia.

"La psilocibina me mostró un camino hacia la transformación personal. Este libro es mi forma de devolver al mundo lo que esta sustancia me ha dado, guiando a otros en su viaje hacia una vida más plena y consciente."

— *Juan J. Todolí*

Objetivos del Manual

"**Psilocibina: Manual de uso para centro terapéutico**" nace con un propósito claro: ser una guía integral y práctica para terapeutas interesados en el uso de la psilocibina como herramienta terapéutica.

Este manual no solo es un compendio de conocimiento; es una invitación a formar parte de un movimiento que está redefiniendo la forma en que entendemos y tratamos la salud mental.

A través de este libro, se busca:

Proveer una base científica sólida: Explicando en detalle qué es la psilocibina, cómo actúa en el cerebro y sus aplicaciones terapéuticas respaldadas por investigaciones recientes.

Establecer protocolos claros: Desde la preparación del paciente hasta la integración posterior a la sesión, este manual ofrece pasos detallados para cada fase del tratamiento.

Fomentar un enfoque ético y responsable: Destacando la importancia de la seguridad, el consentimiento informado y el respeto por la experiencia única de cada paciente.

Empoderar a los terapeutas: Con herramientas prácticas como cuestionarios, casos clínicos y recursos adicionales, los profesionales podrán implementar esta terapia con confianza y eficacia.

Promover un diálogo informado: Acercando a los lectores al contexto legal y cultural actual, y explorando cómo la psilocibina puede integrarse en los sistemas de salud globales.

Capítulo 1: ¿Qué es la Psilocibina?

Definición y Composición Química

La psilocibina es un compuesto químico natural que se encuentra en más de 180 especies de hongos, comúnmente conocidos como "hongos mágicos" o psilocibios. Desde una perspectiva científica, pertenece a la familia de las triptaminas, sustancias que interactúan directamente con los receptores de serotonina en el cerebro.

Cuando se consume, la psilocibina se metaboliza rápidamente en el cuerpo, convirtiéndose en psilocina, que es la molécula activa responsable de los efectos psicodélicos. Este proceso ocurre principalmente en el hígado, a través de la acción de una enzima llamada fosfatasa alcalina. Una vez en el cerebro, la psilocina altera la actividad de los neurotransmisores, especialmente en la corteza prefrontal, el área del cerebro asociada con la cognición, la percepción y la emoción.

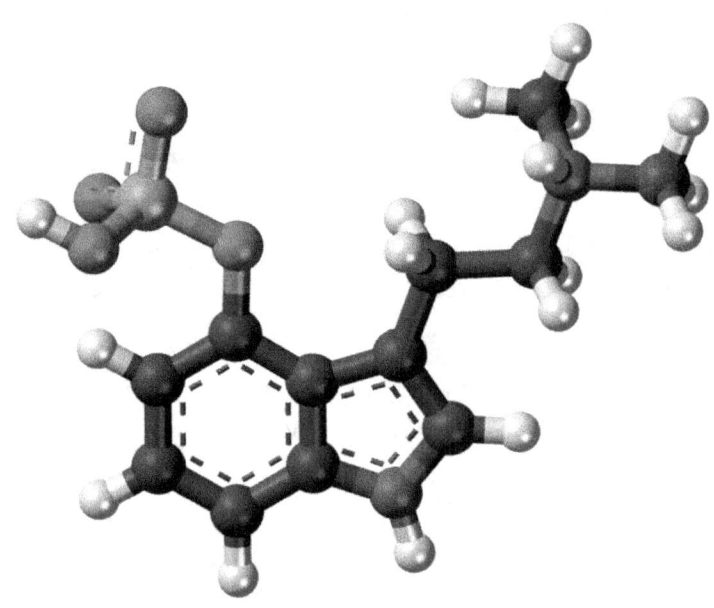

Mecanismo de Acción en el Cerebro

El efecto de la psilocibina en el cerebro se centra en la **red neuronal por defecto** (RND), una red que está activa cuando el cerebro está en reposo y que está estrechamente relacionada con los pensamientos repetitivos, la introspección y el sentido del yo. Durante una experiencia con psilocibina, la actividad de esta red disminuye, permitiendo que otras áreas del cerebro se conecten de maneras que normalmente no lo harían.

EFECTOS CLAVE

Disolución del ego: La reducción de la actividad en la RND genera una sensación de pérdida de la individualidad, facilitando experiencias de unidad y trascendencia.

Incremento de la conectividad cerebral: Las áreas del cerebro que normalmente no interactúan comienzan a hacerlo, lo que resulta en percepciones sensoriales amplificadas y patrones de pensamiento novedosos.

Reestructuración emocional: Al alterar los patrones de pensamiento habituales, la psilocibina permite a las personas procesar emociones reprimidas y adoptar perspectivas frescas sobre sus vidas.

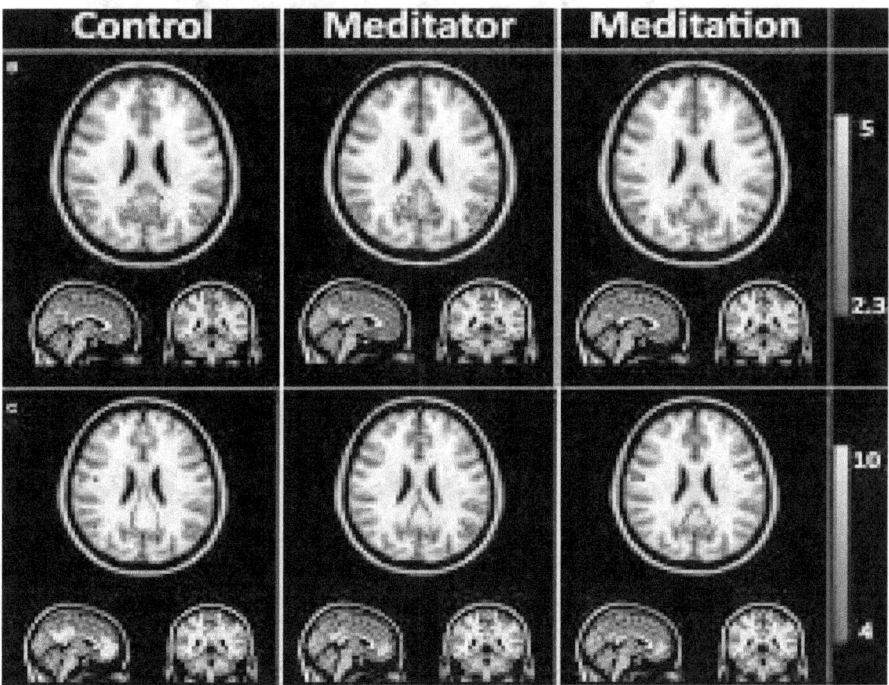

Efectos Psicodélicos: Más que Visuales

Aunque las imágenes visuales intensas son uno de los efectos más conocidos de la psilocibina, sus impactos son mucho más profundos. A nivel emocional, la psilocibina amplifica las sensaciones de conexión, introspección y empatía. A nivel cognitivo, facilita la creatividad, la flexibilidad mental y la habilidad de enfrentar problemas desde nuevos ángulos.

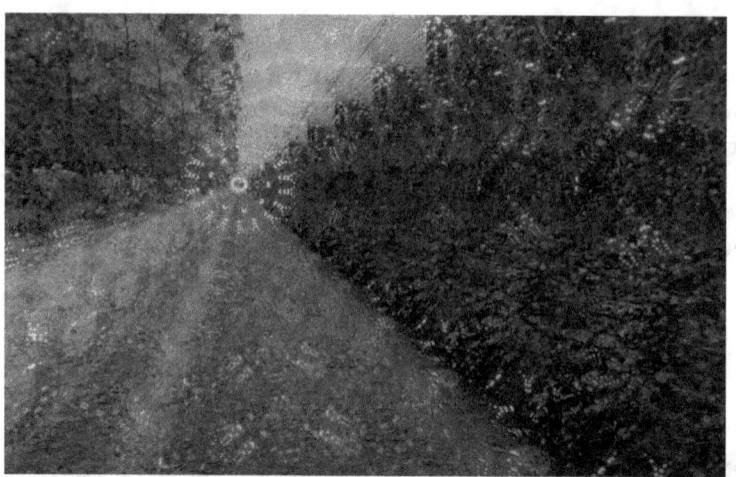
Interpretacion Visual (ejemplo)

Seguridad y Uso Responsable

Si bien la psilocibina tiene un perfil de seguridad elevado cuando se utiliza en entornos controlados, es crucial respetar ciertos principios:

>**Dosis adecuada:** Comenzar con dosis bajas o moderadas, especialmente para principiantes.
>**Entorno seguro:** Realizar la experiencia en un lugar tranquilo y cómodo, bajo la supervisión de un terapeuta capacitado.
>**Preparación psicológica:** Asegurar que el paciente esté emocionalmente preparado para afrontar cualquier introspección que pueda surgir.

La psilocibina no es solo un compuesto químico; es una herramienta poderosa para explorar la mente y facilitar procesos de sanación emocional y psicológica. Este capítulo ha presentado una base científica y cultural para comprender por qué esta sustancia está revolucionando el campo de la salud mental. En los capítulos siguientes, exploraremos cómo esta herramienta puede ser aplicada de manera práctica y ética en contextos terapéuticos.

Capítulo 2: Variedades y Fuentes de Psilocibina

Diversidad Natural de los Hongos Psilocibios

Los hongos que contienen psilocibina son organismos fascinantes que se encuentran en diferentes ecosistemas de todo el mundo. Actualmente, se han identificado más de 180 especies de hongos psilocibios, cada una con características únicas en términos de concentración de psilocibina, efectos y hábitats naturales.

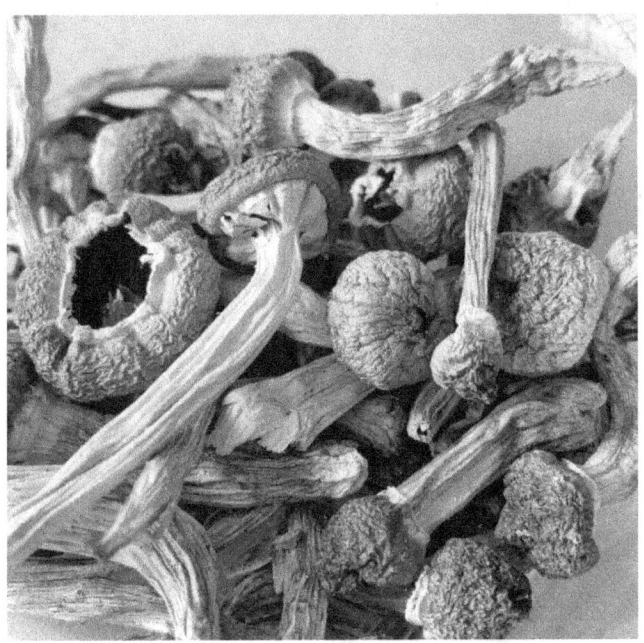

Principales Especies de Hongos Psilocibios

A continuación, presentamos las especies más conocidas y utilizadas en contextos terapéuticos y de investigación:

Psilocybe cubensis

- **Características:** Es la especie más popular y ampliamente cultivada. Su facilidad de crecimiento en condiciones controladas la hace ideal para usos terapéuticos.
- **Potencia:** Contiene concentraciones moderadas de psilocibina y psilocina, lo que facilita el control de las dosis.
- **Distribución:** Originaria de regiones tropicales y subtropicales de América, Asia y África.

Psilocybe semilanceata (Liberty Cap)

- **Características:** Su forma distintiva de "sombrero puntiagudo" la convierte en una de las especies más fáciles de identificar.
- **Potencia:** Considerada una de las especies más potentes, con una alta concentración de psilocibina.
- **Distribución:** Se encuentra principalmente en pastizales húmedos de Europa y América del Norte.

Psilocybe cyanescens (Wavy Cap)

- **Características:** Su sombrero ondulado le da un aspecto peculiar. Es conocida por sus efectos intensos.
- **Potencia:** Contiene niveles excepcionalmente altos de psilocibina, lo que la hace adecuada para estudios avanzados.
- **Distribución:** Crece en climas fríos, especialmente en áreas con madera en descomposición.

Psilocybe mexicana

- **Características:** Es una de las especies más antiguas utilizadas en rituales ceremoniales. Fue la primera especie estudiada científicamente por Albert Hofmann.
- **Potencia:** Tiene una concentración moderada de psilocibina, lo que permite experiencias suaves y manejables.
- **Distribución:** Común en México y América Central.

Psilocybe azurescens

- **Características:** Es considerada la especie más potente de todas las conocidas hasta ahora.
- **Potencia:** Alta concentración de psilocibina, recomendada únicamente para entornos controlados y usuarios experimentados.
- **Distribución:** Crece en áreas costeras del noroeste de los Estados Unidos.

Métodos de Obtención

Cultivo Controlado

- En el contexto terapéutico, la mayoría de los hongos utilizados son cultivados en condiciones controladas. Esto garantiza la pureza, la concentración de psilocibina y la ausencia de contaminantes.
- **Ventajas:**
  - Permite un suministro constante.
  - Reduce el riesgo asociado con hongos recolectados en la naturaleza.
  - Facilita la estandarización de dosis.

Recolección en la Naturaleza

- Aunque algunos investigadores y comunidades tradicionales prefieren recolectar hongos silvestres, esta práctica requiere un conocimiento profundo de las especies locales para evitar errores peligrosos.
- **Precauciones:**
  - Muchas especies de hongos tóxicos pueden confundirse con hongos psilocibios.
  - La recolección debe realizarse en temporadas específicas y en áreas seguras.

Sistemas de Producción Sintética

- En entornos de investigación, la psilocibina a menudo se produce de forma sintética en laboratorios farmacéuticos.
- **Ventajas:**
  - Permite dosis exactas y consistentes.
  - Reduce la dependencia de los recursos naturales.
- **Uso:** Esta psilocibina sintética se utiliza principalmente en ensayos clínicos y para desarrollar tratamientos estandarizados.

Diferencias entre Psilocibina Natural y Sintética

Natural:

- Contiene una mezcla de psilocibina, psilocina y otros compuestos bioactivos.
- Puede variar en potencia dependiendo de la especie y las condiciones de cultivo.

Sintética:

- Es un compuesto puro de psilocibina, sin la presencia de otros alcaloides.
- Su efecto es consistente, pero algunos usuarios reportan que falta la "complejidad" asociada con los hongos naturales.

Consideraciones Éticas y de Sostenibilidad

El creciente interés en la psilocibina ha llevado a un aumento en la recolección de hongos silvestres, lo que podría poner en riesgo los ecosistemas locales. Para garantizar la sostenibilidad:

> Fomentar prácticas de cultivo controlado en lugar de recolección excesiva en la naturaleza.
>
> Respetar los derechos de las comunidades indígenas que han utilizado estas especies durante generaciones.
>
> Promover la investigación en síntesis para reducir la presión sobre los recursos naturales.

Capítulo 3: Seguridad, Contraindicaciones y Consideraciones Médicas

La Seguridad en el Uso de Psilocibina

La psilocibina es ampliamente reconocida por su perfil de seguridad elevado, especialmente cuando se utiliza en un entorno controlado y bajo la supervisión de un profesional capacitado. A diferencia de otras sustancias, no es adictiva y su toxicidad física es extremadamente baja. Sin embargo, debido a su capacidad para alterar la percepción y las emociones, es crucial garantizar la seguridad tanto física como psicológica del paciente durante todo el proceso.

Este capítulo explora las mejores prácticas para garantizar un uso seguro, las contraindicaciones importantes y cómo manejar riesgos potenciales de manera efectiva.

Perfil de Seguridad de la Psilocibina

Toxicidad Física

- La psilocibina tiene una toxicidad extremadamente baja. Para que una dosis sea letal, un ser humano tendría que consumir más de 100 veces la dosis efectiva, algo prácticamente imposible en un entorno terapéutico.
- En estudios clínicos, no se han reportado efectos adversos graves relacionados con su consumo bajo supervisión.

Impacto en la Salud Mental

- Aunque la psilocibina no es intrínsecamente peligrosa, su uso puede desencadenar respuestas emocionales intensas, lo que hace crucial el manejo adecuado de la experiencia.
- En casos raros, puede provocar episodios de ansiedad o confusión durante la sesión, que generalmente se manejan con técnicas de soporte emocional y guía profesional.

Contraindicaciones Médicas

La psilocibina no es adecuada para todos. Existen condiciones médicas y psicológicas en las que su uso debe evitarse o manejarse con extrema precaución.

Condiciones Psiquiátricas Graves

- **Trastornos psicóticos (esquizofrenia, trastorno esquizoafectivo):** La psilocibina puede exacerbar síntomas como delirios y alucinaciones en personas predispuestas.
- **Trastornos de personalidad severos:** Podría intensificar rasgos desadaptativos como impulsividad o paranoia.

Interacciones Farmacológicas

Medicamentos que interfieren con la serotonina, como inhibidores de la monoaminooxidasa (IMAO) o antidepresivos ISRS, pueden alterar o intensificar los efectos de la psilocibina.

- **Recomendación:** Suspender ciertos medicamentos bajo supervisión médica antes de la sesión.

Condiciones Médicas Crónicas

- **Cardiovasculares:** Aunque la psilocibina tiene un impacto mínimo en la presión arterial y el ritmo cardíaco, es importante evitar su uso en pacientes con hipertensión no controlada o enfermedades cardíacas graves.
- **Neurológicas:** Personas con epilepsia deben ser evaluadas cuidadosamente, ya que los estados alterados de conciencia podrían aumentar el riesgo de convulsiones.

Evaluación del Paciente

Antes de administrar psilocibina, es fundamental realizar una evaluación exhaustiva para identificar posibles riesgos.

Historia Clínica Completa

- Preguntar sobre condiciones físicas y psicológicas previas.
- Indagar sobre experiencias anteriores con sustancias psicoactivas.

Evaluación Psicológica

- Usar herramientas como el Cuestionario de Ansiedad y Depresión de Beck (BAI/BDI) para evaluar el estado mental del paciente.
- Determinar si el paciente está emocionalmente preparado para enfrentar la introspección profunda que puede surgir durante la experiencia.

Consentimiento Informado

- Explicar claramente los posibles riesgos y beneficios al paciente.
- Asegurarse de que entienda que la experiencia puede ser emocionalmente intensa y, en algunos casos, desafiante.

Manejo de Riesgos Potenciales

Aunque los efectos adversos graves son raros, el terapeuta debe estar preparado para manejar situaciones inesperadas.

Ansiedad y Pánico Durante la Sesión

- **Señales:** Hiperventilación, miedo intenso, sensación de pérdida de control.
- **Intervención:**
    - Hablar en un tono calmado y tranquilizador: "Estás a salvo, esto es temporal."
    - Guiar al paciente a través de ejercicios de respiración profunda.

- Reenfocar la atención en un objeto físico o en el entorno inmediato.

Náuseas y Malestar Físico

- **Prevención:**
  - Evitar alimentos pesados antes de la sesión.
  - Proporcionar té de jengibre o agua con limón.
- **Intervención:**
  - Permitir al paciente descansar en una posición cómoda y reducir estímulos externos.

Desorientación Prolongada

- **Señales:** Dificultad para reconectar con el presente después de la sesión.
- **Intervención:**
  - Introducir música animada o cálida para marcar el cierre de la experiencia.
  - Ofrecer té o una comida ligera para reconectar al paciente con su cuerpo.

Elementos de Seguridad Esenciales

Para minimizar riesgos, el terapeuta debe asegurar ciertos elementos clave durante la experiencia:

Supervisión Constante

- Un terapeuta o guía debe estar presente en todo momento, preparado para intervenir si surge alguna dificultad.
- Evitar elementos distractores o ruidos fuertes.

Plan de Contingencia

- Contar con un protocolo claro para emergencias médicas o psicológicas, incluyendo acceso rápido a atención médica en caso necesario.

Beneficios de la Psilocibina Frente a los Riesgos

Los estudios han demostrado que, en entornos controlados, la mayoría de los pacientes describen su experiencia como una de las más significativas de sus vidas, incluso en presencia de desafíos emocionales temporales. Esto subraya la importancia de la preparación, la guía adecuada y la integración posterior.

La seguridad es el pilar fundamental en el uso terapéutico de la psilocibina. Al comprender las contraindicaciones y manejar los riesgos con profesionalismo, los terapeutas pueden garantizar que esta herramienta se utilice de manera efectiva y ética.

Capítulo 4: Creación de un Entorno Terapéutico Seguro

La creación de un entorno terapéutico seguro es fundamental para garantizar el éxito de las sesiones con psilocibina. La experiencia psicodélica puede ser profundamente transformadora, pero también puede ser desafiante y emocionalmente intensa. Un entorno cuidadosamente diseñado no solo proporciona comodidad física, sino que también facilita un estado mental adecuado para la introspección y el trabajo emocional.

Este capítulo explora los principios clave para diseñar un espacio terapéutico que promueva la confianza, la calma y la conexión, ayudando al paciente a aprovechar al máximo la experiencia.

Principios Fundamentales del Diseño del Espacio

Comodidad Física

- Utilizar sillones reclinables, cojines y mantas para que el paciente pueda relajarse durante toda la sesión.
- Mantener una temperatura agradable, ajustada a las necesidades del paciente.

Estimulación Sensorial Controlada

- **Luz:** Utilizar iluminación tenue y cálida, evitando luces brillantes o parpadeantes.
- **Sonido:** Crear un ambiente acústico relajante, con música instrumental o sonidos de la naturaleza que favorezcan la introspección.

Seguridad Emocional

- El paciente debe sentirse seguro y protegido en todo momento.
- El terapeuta debe estar presente y accesible, pero sin ser intrusivo, ofreciendo apoyo cuando sea necesario.

Elementos Clave del Espacio Terapéutico

Mobiliario

- Sillón cómodo o cama reclinable.
- Mesas auxiliares para colocar agua, té o elementos simbólicos que el paciente considere importantes.

Decoración

- Utilizar colores suaves y naturales en las paredes, evitando patrones visuales que puedan resultar demasiado estimulantes.
- Incluir elementos decorativos como plantas, cuadros abstractos o mandalas, que puedan servir como puntos de enfoque visual.

Aromaterapia
- Utilizar aromas suaves como lavanda, eucalipto o sándalo, que fomenten la relajación.
- Evitar olores intensos que puedan distraer o incomodar al paciente.

Eliminación de Distracciones
- Asegurarse de que el espacio esté libre de ruidos externos, teléfonos móviles o interrupciones inesperadas.

La Música como Herramienta Terapéutica

La música juega un papel crucial en las sesiones con psilocibina. Es capaz de modular las emociones del paciente, guiándolo a través de diferentes etapas de la experiencia.

Selección de Música
- Utilizar música instrumental sin letra para evitar distracciones.
- Diseñar listas de reproducción que comiencen con música suave y relajante, evolucionen hacia sonidos más evocadores durante el pico de la experiencia, y terminen con tonos optimistas y tranquilizadores.

Volumen y Calidad de Sonido
- Mantener un volumen moderado, lo suficientemente bajo como para no dominar la atención del paciente, pero lo suficientemente alto como para ser inmersivo.
- Utilizar altavoces de alta calidad para garantizar una experiencia acústica clara y agradable.

Ejemplo de Listas de Reproducción
- Composiciones de música clásica.
- Sonidos de la naturaleza, como el canto de los pájaros o el murmullo del agua.
- Música ambiental específicamente diseñada para experiencias psicodélicas.

Rol del Terapeuta en el Entorno

Presencia Tranquilizadora
- El terapeuta debe proyectar calma, confianza y empatía.
- Mantener una postura relajada y abierta, transmitiendo seguridad al paciente.

Disponibilidad Sin Intrusión
- Estar presente sin intervenir innecesariamente en la experiencia del paciente.
- Responder solo cuando el paciente lo solicite o cuando sea evidente que necesita apoyo.

Intervenciones Sensibles

- Utilizar un tono de voz suave y tranquilizador.
- Guiar al paciente con preguntas abiertas cuando sea necesario:
  - "¿Qué estás sintiendo ahora?"
  - "¿Dónde te lleva esta experiencia?"

Ajustes Según el Perfil del Paciente

Cada paciente es único, y el espacio debe adaptarse a sus necesidades y preferencias individuales.

Pacientes con Ansiedad Alta

- Minimizar estímulos visuales y auditivos.
- Incluir elementos de anclaje físico, como una manta o un objeto familiar, que puedan ayudar al paciente a sentirse conectado con el presente.

Pacientes con Experiencias Previas

- Preguntar sobre sus preferencias en términos de música, luz y decoración.
- Incorporar elementos que les resulten familiares o reconfortantes.

Pacientes con Dificultades Sensoriales

- Ajustar la intensidad de los estímulos según sus necesidades específicas.
- Ofrecer alternativas, como auriculares para personalizar la experiencia sonora.

Elementos Espirituales y Simbólicos (Opcionales)

Algunos pacientes encuentran útil incluir elementos espirituales o simbólicos en el entorno, como cristales, velas o imágenes significativas. Esto puede ser particularmente relevante para aquellos interesados en explorar el aspecto trascendental de la experiencia. Sin embargo, estos elementos deben ser introducidos solo si el paciente los encuentra significativos y útiles.

Un entorno terapéutico seguro y cuidadosamente diseñado es un componente esencial para el éxito de las sesiones con psilocibina. Al crear un espacio que combine comodidad, tranquilidad y personalización, los terapeutas pueden maximizar los beneficios de esta herramienta transformadora. En el próximo capítulo, exploraremos cómo seleccionar y preparar al paciente para garantizar una experiencia positiva y significativa.

Capítulo 5: Formación y Rol del Terapeuta

El terapeuta desempeña un papel fundamental en el éxito de las sesiones terapéuticas con psilocibina. Más allá de ser un guía, el terapeuta actúa como un facilitador que crea un espacio seguro y de confianza para que el paciente explore su experiencia interna. Esta tarea requiere habilidades técnicas, conocimientos científicos, empatía profunda y una capacidad constante para adaptarse a las necesidades del paciente.

Este capítulo detalla las cualidades, la formación y las responsabilidades del terapeuta en cada etapa del proceso, desde la preparación hasta la integración.

Las Cualidades Esenciales del Terapeuta

Un terapeuta eficaz debe poseer una combinación de habilidades personales y profesionales que lo capaciten para manejar las complejidades de las experiencias psicodélicas.

Empatía y Presencia

- Capacidad para conectar emocionalmente con el paciente y estar completamente presente durante la sesión.
- Transmitir calma y confianza, especialmente en momentos de dificultad emocional.

Capacidad de Observación

- Reconocer cambios sutiles en el lenguaje corporal, el tono de voz o las expresiones faciales del paciente.
- Documentar estas observaciones para guiar la integración posterior.

Adaptabilidad

- Responder de manera flexible a las necesidades cambiantes del paciente durante la sesión.
- Ajustar el enfoque según el estado emocional o físico del paciente.

Firmeza Ética

- Mantener los más altos estándares éticos, respetando la privacidad, la autonomía y la dignidad del paciente.

Formación Profesional del Terapeuta

La terapia con psilocibina es un campo emergente, y los terapeutas interesados deben buscar formación especializada para garantizar un manejo seguro y efectivo.

Educación Básica

- Formación en psicología, psiquiatría, trabajo social o campos relacionados con la salud mental.

Certificaciones en Terapia Psicodélica

- Instituciones como **MAPS (Multidisciplinary Association for Psychedelic Studies)** o **CIIS (California Institute of Integral Studies)** ofrecen programas de formación específicos para terapeutas psicodélicos.
- Estos programas incluyen módulos sobre farmacología, ética, manejo de crisis y técnicas de integración.

Práctica Supervisada

- Participar en sesiones supervisadas con terapeutas experimentados para adquirir experiencia práctica.
- Recibir retroalimentación constante para mejorar habilidades.

Formación Continua

- Mantenerse actualizado con las últimas investigaciones científicas y desarrollos legales en el uso terapéutico de la psilocibina.
- Participar en talleres y conferencias sobre terapia psicodélica.

Responsabilidades del Terapeuta en Cada Etapa

El terapeuta debe estar presente y preparado para guiar al paciente a lo largo de todo el proceso, desde la preparación hasta la integración.

Preparación

- Realizar una evaluación exhaustiva del paciente para determinar su idoneidad para la terapia con psilocibina.
- Explicar el proceso al paciente y responder a cualquier pregunta o preocupación.
- Establecer intenciones claras para la sesión.

Durante la Sesión

- Proporcionar apoyo emocional sin interferir innecesariamente en la experiencia del paciente.
- Manejar situaciones difíciles, como ansiedad o visiones perturbadoras, con calma y profesionalismo.
- Documentar observaciones clave para su uso en la integración posterior.

Integración

- Ayudar al paciente a procesar y dar sentido a su experiencia.
- Facilitar discusiones sobre cómo aplicar los aprendizajes de la sesión en la vida diaria.
- Proveer recursos adicionales, como técnicas de mindfulness o ejercicios de escritura reflexiva.

Ética y Confidencialidad

El uso terapéutico de la psilocibina requiere un compromiso profundo con la ética profesional.

Consentimiento Informado
- Asegurarse de que el paciente comprenda completamente los riesgos, beneficios y expectativas del proceso.
- Documentar el consentimiento antes de iniciar la terapia.

Límites Profesionales
- Evitar cualquier comportamiento que pueda comprometer la confianza o la seguridad del paciente.
- Mantener relaciones estrictamente profesionales en todo momento.

Confidencialidad
- Proteger la privacidad del paciente y garantizar que cualquier información compartida durante la sesión sea manejada con la más estricta discreción.

Técnicas Avanzadas para Terapeutas

Guía Narrativa
- Usar preguntas abiertas para ayudar al paciente a verbalizar lo que está experimentando.
- Ejemplo: "¿Qué forma o significado tienen estas emociones para ti en este momento?"

Anclaje Emocional
- Introducir estímulos suaves, como música o respiración guiada, para ayudar al paciente a reconectar con el presente si se siente abrumado.

Uso de Metáforas Terapéuticas
- Utilizar imágenes o historias simbólicas para facilitar el entendimiento de experiencias complejas.
- Ejemplo: "¿Qué pasaría si este miedo fuera una puerta? ¿Qué crees que hay al otro lado?"

Autocuidado del Terapeuta

Trabajar con pacientes en estados emocionales intensos puede ser agotador. Es crucial que los terapeutas practiquen el autocuidado para mantenerse efectivos y equilibrados.

Supervisión y Apoyo Profesional

- Participar regularmente en grupos de supervisión con otros terapeutas.
- Consultar con colegas sobre casos desafiantes.

Prácticas Personales de Bienestar

- Incorporar actividades como meditación, yoga o ejercicio físico para manejar el estrés.
- Mantener un equilibrio saludable entre la vida profesional y personal.

Procesamiento Emocional

- Reflexionar sobre sus propias emociones y experiencias relacionadas con las sesiones.
- Buscar terapia personal cuando sea necesario para abordar cualquier carga emocional acumulada.

El terapeuta no es solo un facilitador técnico, sino también un pilar de apoyo emocional y un faro de seguridad durante las sesiones con psilocibina. Con una formación adecuada, un enfoque ético y un compromiso con el autocuidado, los terapeutas pueden desempeñar un papel transformador en la vida de sus pacientes.

En el próximo capítulo, exploraremos cómo seleccionar y preparar a los pacientes para garantizar que su experiencia con psilocibina sea positiva, segura y significativa.

Capítulo 6: Selección de Pacientes: Indicaciones y Contraindicaciones

La selección adecuada de los pacientes es un paso crítico para garantizar el éxito de la terapia con psilocibina. No todos los pacientes son aptos para este tipo de intervención, y la evaluación inicial debe ser exhaustiva para minimizar riesgos y maximizar beneficios. Este capítulo detalla las indicaciones terapéuticas, las contraindicaciones y el proceso de evaluación para identificar a los candidatos ideales para la terapia con psilocibina.

Indicaciones Terapéuticas

La psilocibina ha demostrado ser eficaz en el tratamiento de diversas condiciones de salud mental, especialmente aquellas resistentes a los tratamientos convencionales.

1. **Depresión Resistente al Tratamiento**
   - Indicada para pacientes que no han respondido a múltiples ciclos de antidepresivos ni a la terapia psicológica tradicional.
   - Beneficio clave: Interrumpe patrones de pensamiento repetitivos y facilita la introspección emocional.

2. **Ansiedad Existencial en Pacientes Terminales**
   - Dirigida a personas con enfermedades terminales que enfrentan miedo extremo, angustia o depresión relacionada con la muerte.
   - Beneficio clave: Promueve la aceptación y reduce significativamente la ansiedad.

3. **Adicciones**
   - Indicada para adicciones al alcohol, tabaco y otras sustancias, cuando los tratamientos convencionales no han sido efectivos.
   - Beneficio clave: Facilita una reconexión con valores personales y un cambio en la perspectiva del comportamiento adictivo.

4. **Trastornos de Estrés Postraumático (TEPT)**
   - Ideal para pacientes que no han logrado procesar eventos traumáticos a través de la terapia tradicional.
   - Beneficio clave: Permite al paciente enfrentar recuerdos dolorosos en un entorno seguro y procesarlos de manera más saludable.

5. **Crecimiento Personal y Exploración Espiritual**
   - Aunque no es una indicación médica, algunas personas buscan la psilocibina para obtener claridad, creatividad o un sentido renovado de propósito.
   - Beneficio clave: Facilita la introspección y la exploración emocional y espiritual.

Contraindicaciones Absolutas

Existen condiciones médicas, psicológicas o contextuales en las que el uso de psilocibina está **estrictamente contraindicado** debido a los **riesgos significativos** que podría implicar para el paciente. Estas situaciones representan una **línea clara** donde la administración de psilocibina debe evitarse, ya que podría causar efectos adversos graves o agravar patologías preexistentes.

Trastornos Psicóticos Activos

Los pacientes con diagnósticos de psicosis activa presentan un alto riesgo de desestabilización si se exponen a sustancias psicodélicas.

- Ejemplos:
    - Esquizofrenia.
    - Trastorno esquizoafectivo.
    - Psicosis inducida por sustancias.
- **Razón:** La psilocibina puede exacerbar síntomas psicóticos como **alucinaciones, delirios y desorganización del pensamiento**, agravando el cuadro clínico.

Historia Familiar de Psicosis

Incluso en ausencia de síntomas personales, un historial familiar de trastornos psicóticos aumenta el riesgo de manifestar una psicosis latente.

- Ejemplos:
    - Parientes de primer grado con esquizofrenia u otros trastornos psicóticos.
- **Razón:** La predisposición genética puede actuar como un factor detonante durante experiencias psicodélicas intensas, desencadenando síntomas psicóticos en individuos susceptibles.

Epilepsia Activa o Historia de Convulsiones

Pacientes con epilepsia no controlada tienen un riesgo significativo durante la experiencia psicodélica.

- **Razón:** La psilocibina puede alterar la actividad eléctrica del cerebro y potencialmente desencadenar convulsiones, especialmente en dosis altas.
- **Nota:** En pacientes con epilepsia controlada, la administración sigue siendo **relativa** y requiere una evaluación neurológica detallada.

Enfermedades Cardiovasculares Graves No Controladas

Pacientes con enfermedades cardíacas avanzadas tienen un riesgo elevado de complicaciones durante la sesión.

- **Ejemplos:**
    - Insuficiencia cardíaca congestiva.
    - Arritmias cardíacas graves.
    - Angina inestable.
- **Razón:** La psilocibina puede causar un leve aumento de la presión arterial y de la frecuencia cardíaca, lo que en individuos con cardiopatías no controladas podría resultar en **infartos, arritmias o crisis hipertensivas**.

Trastornos Bipolares Tipo I con Episodios Maníacos Recientes

Los pacientes con trastorno bipolar tipo I corren el riesgo de desarrollar episodios maníacos o hipomaníacos tras la exposición a la psilocibina.

- **Razón:** La estimulación emocional y cognitiva intensa podría desencadenar un **episodio maníaco**, lo cual podría generar inestabilidad mental significativa.

Intoxicación Aguda por Sustancias

La combinación de psilocibina con otras sustancias psicoactivas puede ser peligrosa y está estrictamente contraindicada.

- **Ejemplos:**
    - Consumo reciente de alcohol, estimulantes (anfetaminas, cocaína) o depresores del sistema nervioso central.
- **Razón:** La interacción entre la psilocibina y otras sustancias puede producir efectos impredecibles, incluyendo una mayor probabilidad de crisis de ansiedad, paranoia, convulsiones o complicaciones cardiovasculares.

Trastornos de Personalidad con Conducta Impulsiva Severa

Pacientes con trastornos de personalidad caracterizados por impulsividad extrema y falta de control de impulsos no son candidatos adecuados.

- **Ejemplos:**
    - Trastorno límite de la personalidad (Borderline) en fase no estabilizada.
    - Trastorno antisocial de la personalidad con comportamientos riesgosos.

- **Razón:** La falta de autorregulación emocional y la impulsividad pueden llevar al paciente a tomar decisiones peligrosas o comportamientos autolesivos durante la experiencia psicodélica.

Embarazo y Lactancia

El uso de psilocibina durante el embarazo o la lactancia está estrictamente contraindicado debido a la falta de estudios concluyentes sobre su seguridad.

- **Razón:** La exposición del feto o del lactante a sustancias psicoactivas podría tener efectos desconocidos en su desarrollo neurológico.
- **Medida Alternativa:** Posponer la terapia hasta después del período de lactancia.

Ideación Suicida Activa o Crisis Psiquiátrica Aguda

Pacientes con pensamientos suicidas activos o en crisis emocional severa no son aptos para una sesión con psilocibina.

- **Razón:** La intensidad de la experiencia podría **agudizar emociones negativas**, lo que representa un riesgo para la seguridad del paciente.
- **Nota Importante:** Aunque la psilocibina ha mostrado eficacia en la depresión y la ideación suicida a largo plazo, su uso debe evaluarse solo en fases estabilizadas y con medidas de contención emocional.

Pacientes Menores de Edad

El uso de psilocibina en menores de edad está estrictamente contraindicado debido a la falta de investigaciones y riesgos desconocidos en el desarrollo cerebral.

- **Razón:** La maduración del cerebro en adolescentes aún está en curso, y el uso de psilocibina podría interferir en procesos clave como la formación de redes neuronales y el control emocional.

Falta de Entorno Seguro y Supervisión Profesional

El uso de psilocibina fuera de un contexto terapéutico controlado y sin la supervisión de profesionales calificados es estrictamente inaceptable.

- **Ejemplo:** Sesiones sin terapeutas capacitados, en entornos no preparados o con individuos sin conocimientos adecuados.
- **Razón:** La falta de preparación y apoyo adecuado aumenta significativamente el riesgo de **crisis de ansiedad, retraumatización y comportamientos peligrosos**.

Contraindicaciones Relativas

Existen circunstancias donde el uso de la psilocibina no está estrictamente contraindicado, pero se requiere una evaluación minuciosa y supervisión adicional debido a los posibles riesgos. La decisión de proceder debe ser cuidadosamente analizada por el terapeuta y, en algunos casos, con el respaldo de profesionales médicos.

Condiciones Médicas Crónicas Controladas

Si bien la psilocibina presenta bajo riesgo físico en individuos sanos, ciertos problemas médicos deben considerarse con precaución:

- **Hipertensión Controlada:**
    - **Razón:** La psilocibina puede provocar un ligero aumento de la presión arterial durante la sesión.
    - **Medidas:** Monitoreo constante de la presión arterial antes, durante y después de la sesión.
- **Diabetes Tipo 2:**
    - **Razón:** La alteración en los patrones alimenticios y en el metabolismo durante la experiencia podría afectar los niveles de glucosa.
    - **Medidas:** Control adecuado de los niveles de glucosa en sangre y recomendación de ayuno supervisado.
- **Enfermedad Hepática Leve:**
    - **Razón:** La metabolización de la psilocibina ocurre en el hígado, por lo que su uso en pacientes con disfunción hepática debe controlarse.
    - **Medidas:** Evaluación de la función hepática previa a la sesión.

Trastornos de Ansiedad Severa Controlada

Pacientes con diagnósticos de ansiedad generalizada, ataques de pánico o trastornos obsesivo-compulsivos requieren precauciones adicionales:

- **Razón:** La psilocibina puede provocar momentos de ansiedad aguda, especialmente durante el inicio de la sesión, lo cual podría ser difícil de manejar para algunos pacientes.
- **Medidas:**
    - Sesiones de preparación más extensas para fortalecer la confianza y desarrollar herramientas de regulación emocional.
    - Supervisión constante del terapeuta y disponibilidad de técnicas de contención emocional, como ejercicios de respiración.

Uso Reciente de Antidepresivos (ISRS y otros psicofármacos)

Los inhibidores selectivos de la recaptación de serotonina (ISRS) y otros medicamentos psiquiátricos pueden interferir con los efectos de la psilocibina.

- **Razón:** Los ISRS pueden atenuar la respuesta a la psilocibina debido a sus efectos en los receptores de serotonina. La retirada abrupta de estos fármacos también puede generar síntomas de abstinencia.
- **Medidas:**
    - Consultar al psiquiatra responsable antes de ajustar o interrumpir la medicación.
    - Crear un plan seguro de suspensión gradual, si es necesario, bajo supervisión médica.

Personas con Historia de Abuso de Sustancias

Pacientes con antecedentes de adicción deben ser evaluados cuidadosamente antes de acceder a la terapia psicodélica.

- **Razón:** Aunque la psilocibina tiene bajo potencial adictivo, existe el riesgo de un uso inapropiado o malinterpretación de la terapia como un escape recreativo.
- **Medidas:**
    - Evaluación detallada de la intención del paciente y su compromiso con el proceso terapéutico.
    - Supervisión adicional y acompañamiento cercano durante la integración.

Embarazo o Lactancia

No existen suficientes estudios que garanticen la seguridad del uso de psilocibina durante el embarazo o la lactancia.

- **Razón:** El impacto de la psilocibina en el desarrollo fetal o en la leche materna es desconocido.
- **Medidas:** La terapia con psilocibina debe posponerse hasta después del período de lactancia.

Pacientes con Problemas Cardiovasculares Estables

Aunque los efectos de la psilocibina en la frecuencia cardíaca y la presión arterial suelen ser leves, su uso debe monitorearse en pacientes con condiciones cardiovasculares diagnosticadas y controladas.

- **Razón:** La psilocibina puede causar un leve aumento transitorio de la frecuencia cardíaca y la presión arterial.
- **Medidas:**
    - Evaluación cardiológica previa a la sesión.

- Monitoreo continuo durante la experiencia para garantizar la estabilidad.

Trastornos del Sueño y Fatiga Crónica

Pacientes con problemas de sueño o fatiga crónica deben ser evaluados para garantizar que la experiencia no agrave estos síntomas.

- **Razón:** La intensidad emocional de la sesión puede afectar el descanso y generar agotamiento físico y mental posterior.
- **Medidas:**
    - Programar sesiones en momentos que permitan un período adecuado de descanso después de la experiencia.
    - Realizar sesiones de seguimiento para monitorear la recuperación física y emocional.

Pacientes con Baja Capacidad para Tolerar la Incertidumbre

Algunos individuos con una baja tolerancia a situaciones impredecibles pueden experimentar altos niveles de ansiedad durante una sesión con psilocibina.

- **Razón:** La naturaleza impredecible de la experiencia psicodélica puede ser difícil de manejar sin una preparación adecuada.
- **Medidas:**
    - Sesiones preparatorias para fortalecer la aceptación y el manejo de la incertidumbre.
    - Técnicas de regulación emocional para enfrentar momentos de ansiedad.

Pacientes con Problemas Gastrointestinales Leves

La psilocibina puede generar náuseas o molestias digestivas durante las primeras fases de la sesión.

- **Razón:** Los hongos psilocibios, en su forma natural, contienen componentes difíciles de digerir para algunos pacientes.
- **Medidas:**
    - Preparar la psilocibina en formas alternativas como infusiones filtradas o extractos líquidos para reducir el malestar gastrointestinal.
    - Asegurar que el paciente no consuma alimentos pesados antes de la sesión.

Proceso de Evaluación Inicial

La evaluación inicial del paciente es esencial para identificar riesgos, expectativas y el estado emocional del individuo.

1. **Historia Clínica Completa**
   - Documentar antecedentes médicos, psiquiátricos y familiares.
   - Preguntar sobre el uso previo de sustancias psicodélicas o medicamentos actuales.

2. **Entrevista Psicológica**
   - Explorar el estado emocional del paciente y sus objetivos para la terapia.
   - Identificar posibles temores o preocupaciones relacionados con la experiencia.

3. **Cuestionarios Estandarizados**
   - Utilizar herramientas como el Cuestionario de Ansiedad y Depresión de Beck (BAI/BDI) para evaluar la condición del paciente.
   - Escalas de motivación para determinar su disposición hacia el cambio.

Preparación del Paciente

1. **Educación y Orientación**
   - Explicar claramente los efectos esperados de la psilocibina, incluyendo sensaciones físicas y emocionales.
   - Aclarar que cada experiencia es única y que los desafíos emocionales son una parte natural del proceso de sanación.

2. **Establecimiento de Intenciones**
   - Ayudar al paciente a definir metas específicas para la sesión.
   - Ejemplo: "Quiero entender mi tristeza" o "Quiero explorar el motivo de mi ansiedad."

3. **Red de Apoyo**
   - Asegurarse de que el paciente tenga un sistema de apoyo fuera de las sesiones, como amigos, familiares o terapeutas adicionales.

Indicadores de Éxito en la Selección

Un paciente adecuado para la terapia con psilocibina suele mostrar los siguientes rasgos:

1. Apertura al cambio y la introspección.
2. Capacidad para manejar emociones intensas con apoyo.

3. Ausencia de contraindicaciones graves.
4. Motivación clara y definida para la experiencia.

La selección cuidadosa de los pacientes es una de las tareas más importantes para garantizar el éxito y la seguridad de la terapia con psilocibina. Al evaluar detalladamente la idoneidad de cada paciente y prepararlos adecuadamente, los terapeutas pueden maximizar los beneficios de esta poderosa herramienta terapéutica.

En el próximo capítulo, exploraremos los métodos de dosificación y cómo adaptarlos a las necesidades individuales de cada paciente.

Capítulo 7: Métodos de Dosificación

La dosificación adecuada es una de las claves para garantizar una experiencia segura y efectiva con la psilocibina. La cantidad administrada determina no solo la intensidad de la experiencia, sino también el tipo de beneficios terapéuticos que el paciente puede obtener. Este capítulo explora los diferentes métodos de dosificación, sus efectos esperados y cómo elegir la dosis adecuada según las necesidades y características de cada paciente.

Principios Básicos de la Dosificación

1. **Tolerancia Individual**

    - Cada persona responde de manera diferente a la psilocibina. Factores como el peso corporal, la química cerebral y la experiencia previa con sustancias psicodélicas pueden influir en la respuesta del paciente.

2. **Entorno Controlado**

    - Independientemente de la dosis, todas las experiencias deben realizarse en un entorno seguro y bajo la supervisión de un terapeuta capacitado.

3. **Intenciones Terapéuticas**

    - La dosis debe ajustarse en función de los objetivos específicos del tratamiento, ya sea introspección, procesamiento emocional o crecimiento personal.

Clasificación de Dosis y Sus Efectos

1. **Microdosis (0.1 - 0.3 g)**

    - **Efectos:**
        - No produce efectos psicodélicos significativos.
        - Aumenta la claridad mental, la creatividad y la capacidad de concentración.
        - Reducción leve de la ansiedad y mejora del estado de ánimo.

    - **Usos Terapéuticos:**
        - Ideal para la estabilización emocional a largo plazo.
        - Complemento para el tratamiento de depresión leve o ansiedad crónica.

2. **Dosis Baja (0.5 - 1 g)**

    - **Efectos:**
        - Ligero aumento en la sensibilidad sensorial.
        - Introspección moderada y conexión emocional.

- **Usos Terapéuticos:**
    - Introducción para pacientes nuevos o ansiosos.
    - Procesamiento emocional suave sin visiones intensas.

3. **Dosis Moderada (1.5 - 2.5 g)**
    - **Efectos:**
        - Experiencia psicodélica completa, con visiones y emociones intensificadas.
        - Disolución parcial del ego y mayor capacidad de introspección.
    - **Usos Terapéuticos:**
        - Trabajo profundo en traumas, adicciones o patrones de pensamiento negativos.

4. **Dosis Alta (3 - 5 g o más)**
    - **Efectos:**
        - Experiencias profundamente transformadoras, incluyendo disolución completa del ego y conexión trascendental.
        - Intensificación de emociones, tanto positivas como desafiantes.
    - **Usos Terapéuticos:**
        - Exploración espiritual o aceptación de la muerte en pacientes terminales.
        - Procesamiento de traumas severos con apoyo intensivo.

Factores para Determinar la Dosis

1. **Objetivo Terapéutico**
    - Las microdosis son ideales para cambios graduales y sostenidos en el estado de ánimo, mientras que las dosis altas son necesarias para experiencias transformadoras.

2. **Historia del Paciente**
    - Pacientes con poca o ninguna experiencia con sustancias psicodélicas deben comenzar con dosis bajas para minimizar la ansiedad inicial.

3. **Estado Físico y Emocional**
    - La salud general del paciente y su disposición emocional en el día de la sesión pueden influir en la elección de la dosis.

Métodos de Administración

1. **Ingestión Directa**
   - Los hongos frescos o secos se consumen directamente.
   - **Ventajas:** Método simple y efectivo.
   - **Desventajas:** El sabor puede ser desagradable para algunos pacientes.

2. **Infusión de Té**
   - Los hongos se hierven suavemente para crear una bebida.
   - **Ventajas:** Reduce el malestar estomacal y es más agradable al paladar.
   - **Desventajas:** Requiere preparación previa.

3. **Cápsulas**
   - Los hongos secos se pulverizan y se encapsulan en dosis precisas.
   - **Ventajas:** Precisión en la dosificación y facilidad de administración.
   - **Desventajas:** Puede tardar más en hacer efecto debido a la digestión de la cápsula.

4. **Combinación con Alimentos**
   - Los hongos se mezclan con alimentos suaves como chocolate o galletas.
   - **Ventajas:** Más aceptable para pacientes sensibles al sabor.
   - **Desventajas:** Puede dificultar la estimación precisa de la dosis si no se preparan de manera uniforme.

Ajustes y Personalización

1. **Escalado de Dosis**
   - Comenzar con una dosis baja y aumentarla en sesiones posteriores según la tolerancia y los resultados observados.

2. **Monitorización de la Respuesta**
   - Documentar cuidadosamente las reacciones del paciente para ajustar la dosis en futuras sesiones.

3. **Protocolos de Reducción de Ansiedad**
   - Para pacientes ansiosos, dividir la dosis en pequeñas fracciones administradas con intervalos de tiempo controlados.

Efectos Intensos o Inesperados

1. **Efectos Físicos**
    - Náuseas o mareos: Ofrecer té de jengibre o agua y permitir al paciente descansar en posición cómoda.

2. **Efectos Emocionales**
    - Ansiedad o miedo extremo: Tranquilizar al paciente con afirmaciones calmantes y guiarlo hacia un enfoque en la respiración.

3. **Reevaluación Post-Sesión**
    - Si los efectos fueron demasiado intensos, reducir la dosis en sesiones futuras.

La dosificación es un arte y una ciencia que requiere un enfoque personalizado para cada paciente. Comprender las diferencias entre las distintas dosis y métodos de administración permite al terapeuta ofrecer una experiencia segura y terapéuticamente efectiva. En el próximo capítulo, exploraremos los procedimientos previos a la sesión, un paso crucial para preparar al paciente y garantizar el éxito del tratamiento.

Capítulo 8: Procedimientos Previos a la Sesión

La preparación adecuada es crucial para el éxito de cualquier sesión terapéutica con psilocibina. Antes de administrar la sustancia, es fundamental que el terapeuta y el paciente trabajen juntos para establecer un entorno emocional, físico y mental. Este capítulo detalla los procedimientos esenciales para preparar al paciente y al terapeuta, asegurando una experiencia positiva y segura.

Evaluación Inicial del Paciente

Antes de programar una sesión, el terapeuta debe realizar una evaluación exhaustiva del paciente para garantizar su idoneidad para la terapia con psilocibina. La fase de evaluación es crítica para determinar si el paciente es **apto** para una sesión con psilocibina y para identificar cualquier contraindicación absoluta o relativa, como determinar la estabilidad emocional y la capacidad del paciente para manejar experiencias desafiantes.

1. **Historia Clínica y Psicológica**
    - Recopilar información sobre enfermedades físicas y mentales previas.
    - Diagnósticos previos, trastornos del estado de ánimo o eventos traumáticos importantes.
    - Evaluar enfermedades preexistentes, como problemas cardiovasculares, diabetes o epilepsia.
    - Solicitar estudios complementarios si fuera necesario (como un electrocardiograma).
    - Preguntar sobre experiencias previas con sustancias psicoactivas.
    - Revisar el uso de fármacos que puedan interactuar con la psilocibina, como antidepresivos ISRS o benzodiacepinas.

    Exploración de Expectativas y Objetivos
    - Identificar lo que el paciente espera lograr con la sesión:
        - "Quiero entender por qué siento esta tristeza."
        - "Quiero procesar el duelo que he estado evitando."
    - Aclarar que la psilocibina no es una solución mágica, sino una herramienta para facilitar la introspección.

    Identificación de Riesgos Potenciales
    - Confirmar que el paciente no presenta contraindicaciones graves.
    - Establecer un plan para abordar posibles ansiedades o miedos.
    - Identificar signos de depresión severa, ideación suicida, ansiedad extrema o psicosis.

Establecimiento de Intenciones

El **establecimiento de intenciones** es una de las partes más importantes en la preparación de una sesión terapéutica con psilocibina. Una intención clara sirve como **guía emocional y mental** para el paciente, ayudándole a navegar la experiencia con propósito, enfoque y apertura.

Es importante aclarar que una **intención** no debe confundirse con una expectativa. La intención actúa como una brújula interna que orienta la experiencia, mientras que las expectativas rígidas pueden limitar el proceso y generar frustración si la experiencia no se desarrolla de la manera esperada.

Establecer intenciones adecuadas permite al paciente **alinearse con sus motivaciones personales**, identificar áreas clave de trabajo y cultivar una actitud de entrega y aceptación hacia lo que surja durante la sesión.

Importancia del Establecimiento de Intenciones

El proceso de definir intenciones permite al paciente:

1. **Clarificar sus Objetivos Personales:**
   Identificar qué desea trabajar, sanar o entender durante la sesión.

2. **Enfocar su Mente y Emociones:**
   Entrar en la sesión con una actitud consciente, preparada y enfocada en su bienestar.

3. **Reducir la Ansiedad Previa:**
   Tener una intención clara ayuda al paciente a sentirse más seguro y preparado para afrontar la experiencia.

4. **Facilitar el Proceso de Integración:**
   Las intenciones establecidas antes de la sesión proporcionan un punto de partida para reflexionar y aplicar los aprendizajes obtenidos.

Cómo Ayudar al Paciente a Establecer Intenciones

El terapeuta juega un papel fundamental en guiar al paciente durante el proceso de definición de intenciones. Este proceso debe ser colaborativo, reflexivo y respetuoso, permitiendo que las intenciones surjan de manera auténtica.

a. Preguntas Clave para Guiar el Proceso

- **Exploración del Propósito Personal:**
    - ¿Qué te ha traído hasta aquí?
    - ¿Qué esperas descubrir o entender sobre ti mismo?
    - ¿Qué aspectos de tu vida sientes que necesitan atención o sanación?

- **Enfoque en Problemas Específicos:**
    - ¿Qué patrones emocionales o mentales te gustaría cambiar?
    - ¿Hay algún evento, emoción o relación que necesitas procesar o liberar?
    - ¿Sientes que hay algo en tu vida que te está bloqueando?

- **Exploración Espiritual o Existencial:**
    - ¿Te gustaría explorar preguntas sobre tu propósito, la muerte o tu conexión con el universo?
    - ¿Sientes la necesidad de reconectar con una parte olvidada de ti mismo?

b. Reflexión Guiada

El terapeuta puede proponer ejercicios para facilitar el proceso:

- **Escritura Reflexiva (Journaling):**
  Invitar al paciente a escribir en un diario las respuestas a las preguntas anteriores, permitiéndole profundizar en sus pensamientos y emociones.
- **Ejercicios de Visualización:**
  Guiar al paciente a imaginar cómo se sentiría si lograra sanar o comprender lo que busca. Esta práctica puede revelar intenciones ocultas o necesidades emocionales profundas.
- **Meditación y Respiración Consciente:**
  Crear un espacio de calma y silencio donde el paciente pueda conectar consigo mismo y reflexionar sobre su intención con mayor claridad.

Tipos de Intenciones Comunes en Terapia con Psilocibina

Las intenciones varían según las necesidades y motivaciones individuales del paciente. A continuación, se presentan ejemplos comunes que pueden surgir durante el proceso:

a. Intenciones Relacionadas con la Sanación Emocional:
- "Quiero procesar y liberar el dolor de una experiencia pasada que me ha marcado."
- "Quiero comprender el origen de mi ansiedad y aprender a manejarla con compasión."
- "Deseo perdonarme a mí mismo y a otros por situaciones del pasado."

b. Intenciones Relacionadas con la Comprensión Personal:
- "Quiero conocerme mejor y entender los patrones que me limitan."
- "Deseo descubrir qué me impide sentirme pleno y en paz."
- "Quiero reconectar con partes de mí que he ignorado o reprimido."

c. Intenciones Espirituales o Existenciales:
- "Quiero explorar mi propósito en la vida y encontrar dirección."

- "Deseo reconectar con la naturaleza y con algo más grande que yo mismo."
- "Quiero entender y aceptar mi mortalidad con serenidad."

d. Intenciones Relacionadas con Hábitos y Patrones de Comportamiento:
- "Quiero identificar la raíz de mi adicción y comenzar a liberarme de ella."
- "Deseo cambiar patrones de pensamiento que me mantienen estancado."
- "Quiero desarrollar más compasión y empatía hacia mí mismo y hacia los demás."

Cómo Reforzar la Intención Durante la Sesión

Durante la experiencia psicodélica, la intención puede servir como un **ancla** que el paciente puede usar para reenfocar su mente cuando surjan momentos de confusión o intensidad emocional.

- **Recordatorio Verbal del Terapeuta:**
  Si el paciente lo necesita, el terapeuta puede recordarle suavemente su intención, usando frases como:
    - "Recuerda lo que viniste a explorar."
    - "Tu intención es tu guía en este proceso."
- **Foco en la Respiración:**
  Guiar al paciente a respirar profundamente mientras reflexiona sobre su intención puede ayudar a reconectar con ella.
- **Espacio de Silencio:**
  Permitir momentos de silencio donde el paciente pueda regresar a su intención y observar cómo se manifiesta durante la experiencia.

Evitar Expectativas Rígidas

Es fundamental aclarar que la intención no debe convertirse en una **expectativa inflexible** sobre cómo debe desarrollarse la sesión. La psilocibina tiende a revelar lo que el paciente **necesita**, más allá de lo que cree querer ver o sentir.

- **Mensaje Clave:**
    - La intención actúa como una guía, pero es importante entregarse a la experiencia y confiar en el proceso.
    - Recordar que incluso los momentos difíciles o inesperados pueden contener los aprendizajes más significativos.

Ejemplo de Establecimiento de Intenciones

- **Caso 1:**
  Un paciente con depresión establece la intención de "reconectar con la alegría de vivir."
- **Caso 2:**
  Un paciente que ha sufrido una pérdida reciente establece la intención de "procesar el duelo y encontrar paz."
- **Caso 3:**
  Un paciente con adicción establece la intención de "comprender la raíz emocional de mi dependencia y liberarme de ella."

Preparación Emocional

La preparación emocional es una parte esencial del proceso previo a una sesión con psilocibina. Durante la experiencia psicodélica, el paciente estará expuesto a emociones intensas, recuerdos profundos y posibles revelaciones personales que requieren fortaleza emocional y una disposición abierta para enfrentar cualquier desafío interno que pueda surgir.

Esta fase tiene como objetivo **fortalecer al paciente mental y emocionalmente**, brindándole herramientas prácticas para aceptar y navegar su experiencia con confianza y entrega. La preparación emocional reduce el riesgo de que momentos difíciles se perciban como traumáticos y aumenta la probabilidad de obtener aprendizajes profundos y transformadores.

Importancia de la Preparación Emocional

La psilocibina actúa como un **amplificador emocional**, sacando a la superficie sentimientos y recuerdos que muchas veces han sido ignorados o reprimidos. Esta amplificación puede ser desafiante, por lo que preparar al paciente para este encuentro es clave para:

- Reducir el miedo y la resistencia hacia emociones intensas.
- Fomentar una actitud de **aceptación** y **entrega** hacia lo que surja durante la sesión.
- Desarrollar herramientas prácticas para gestionar momentos difíciles.
- Crear un **entorno interno de seguridad** que permita al paciente explorar sin sentirse abrumado.

El trabajo emocional previo refuerza la idea de que **todas las emociones, incluso las incómodas, son oportunidades de aprendizaje y sanación.**

Reconocimiento del Estado Emocional Actual

El primer paso para la preparación emocional es ayudar al paciente a **reconocer y aceptar su estado emocional actual**. Esto implica una evaluación reflexiva sobre:

- **Su situación emocional presente:**
    - ¿Qué emociones predominan en tu vida en este momento?
    - ¿Sientes tristeza, ansiedad, enojo, miedo o bloqueo emocional?
- **Eventos recientes:**
    - ¿Existen situaciones actuales o pasadas que te generan incomodidad o dolor emocional?
    - ¿Sientes que hay emociones que has estado evitando enfrentar?
- **Expectativas emocionales:**
    - ¿Tienes miedo de lo que pueda surgir durante la sesión?
    - ¿Cómo te gustaría sentirte después de esta experiencia?

Fomentar una Actitud de Aceptación y Rendición

Uno de los principios fundamentales de la terapia con psilocibina es el concepto de **aceptación y entrega**. La resistencia a las emociones o pensamientos puede intensificar el malestar durante la sesión, mientras que aceptar y rendirse ante la experiencia facilita el flujo natural de la misma.

Mensajes Clave a Transmitir:
- "Lo que surja es lo que necesitas ver en este momento."
- "No hay emociones malas ni equivocadas. Todo tiene un propósito."
- "Rendirte no significa perder el control, significa confiar en el proceso."

Ejercicios Prácticos:
1. **Mindfulness Emocional:**
   - Practicar la observación de emociones sin reaccionar a ellas, describiéndolas con palabras como: *"Siento tristeza," "Estoy experimentando miedo."*
2. **Afirmaciones Positivas:**
   - Crear frases que el paciente pueda repetirse durante la sesión:
     - *"Estoy preparado para lo que venga."*
     - *"Acepto mis emociones y me permito sentir."*
3. **Visualización de Entrega:**
   - Guiar al paciente a imaginarse flotando en un río o entregándose a una corriente tranquila, simbolizando la entrega a la experiencia.

Identificación de Miedos y Bloqueos Emocionales

Es común que los pacientes tengan **miedos o resistencias emocionales** antes de una sesión. Estos miedos pueden surgir por:

- El temor a enfrentar recuerdos dolorosos o traumas pasados.
- La sensación de perder el control.
- La incertidumbre sobre lo que pueda surgir.

Estrategias para Abordar Miedos:
1. **Dialogar Abiertamente:**
   - Preguntar directamente: *"¿Hay algo que temes ver o experimentar?"*
   - Validar sus miedos y explicar que es natural sentir ansiedad ante lo desconocido.
2. **Normalizar lo Desafiante:**
   - Reforzar la idea de que los momentos difíciles suelen ser los más transformadores.
   - Usar frases como:
     - *"A veces, las emociones que evitamos son las que más necesitan nuestra atención."*
3. **Recordar el Entorno Seguro:**

- Asegurar al paciente que contará con la presencia constante del terapeuta.
- Explicar que el entorno ha sido diseñado para su seguridad física y emocional.

Herramientas Emocionales para la Sesión

Brindar al paciente herramientas prácticas le permitirá **manejar los momentos intensos** con mayor facilidad y confianza. Estas herramientas incluyen:

a. Respiración Consciente

- Enseñar técnicas de respiración profunda para calmar el sistema nervioso:
    - Inhalar lentamente por la nariz durante 4 segundos.
    - Retener la respiración durante 4 segundos.
    - Exhalar suavemente por la boca durante 6 segundos.

b. Anclaje Sensorial

- Invitar al paciente a concentrarse en estímulos físicos, como:
    - Sentir el peso de su cuerpo en la silla o colchoneta.
    - Tocar una manta suave o algún objeto personal.

c. Mantras y Frases de Reconexión

- Frases breves que el paciente puede recordar en momentos de intensidad emocional:
    - *"Esto también pasará."*
    - *"Estoy aquí para sanar y crecer."*

d. Visualización de Espacios Seguros

- Guiar al paciente a imaginar un lugar donde se sienta protegido y en paz, como un bosque, una playa o su hogar.

Preparación para Posibles Desafíos

Es importante hablar abiertamente sobre los posibles desafíos emocionales que pueden surgir durante la sesión:

- **Revivir recuerdos traumáticos o dolorosos:** Aclarar que estos momentos son oportunidades de liberación y sanación.
- **Sentir emociones intensas:** Explicar que el llanto, la risa o incluso la ira pueden ser formas saludables de liberar bloqueos emocionales.
- **Pérdida de control o disolución del ego:** Reforzar que este estado es temporal y parte de la experiencia psicodélica.

Cierre del Proceso de Preparación Emocional

Una vez finalizada la preparación emocional, es fundamental reforzar la confianza del paciente:

- Recordar que **está listo** y ha hecho el trabajo necesario para afrontar la sesión.

- Validar su valentía por emprender este proceso de sanación.
- Ofrecerle una última oportunidad para expresar dudas, temores o pensamientos pendientes.

Preparación Física

La preparación física es un componente esencial para garantizar que el paciente esté en un estado óptimo antes de iniciar una sesión con psilocibina. Si bien los efectos de la sustancia se centran principalmente en el plano mental y emocional, el cuerpo juega un papel fundamental durante la experiencia psicodélica. Un cuerpo descansado, nutrido y preparado facilita que la mente se relaje y se entregue a la experiencia, reduciendo distracciones físicas como incomodidad, malestar digestivo o fatiga.

Esta sección detalla las recomendaciones prácticas para la preparación física del paciente, abordando aspectos como la **alimentación previa**, el descanso, el ejercicio ligero y el entorno corporal seguro.

Importancia de la Preparación Física

La preparación física tiene como objetivo:

- **Optimizar el confort del paciente:** Reducir cualquier malestar físico que pueda interferir con la experiencia.
- **Evitar distracciones corporales:** Minimizar náuseas, fatiga o tensiones musculares que puedan surgir.
- **Favorecer un estado de calma y equilibrio:** Un cuerpo preparado promueve una mente más relajada y receptiva.
- **Garantizar la seguridad:** La supervisión de parámetros básicos, como presión arterial y glucosa, asegura que el paciente esté en condiciones óptimas.

Alimentación Previa a la Sesión

La alimentación es un factor clave, ya que el sistema digestivo puede reaccionar de manera sensible a la psilocibina.

Recomendaciones Generales:

- **Ayuno Ligero:**
    - Se recomienda un ayuno de al menos **4-6 horas** antes de la sesión para reducir el riesgo de náuseas o vómitos.
    - Si el paciente necesita comer, debe optar por alimentos ligeros y de fácil digestión, como frutas frescas, caldos o batidos naturales.
- **Evitar Comidas Pesadas y Grasas:**
    - Las comidas ricas en grasas y proteínas pueden ralentizar la digestión y generar molestias durante la sesión.
- **Hidratación Moderada:**

- Mantener una buena hidratación antes de la sesión es clave, pero se debe evitar el consumo excesivo de líquidos justo antes de comenzar para prevenir incomodidad física.

Alimentos y Bebidas a Evitar:
- Cafeína (café, té negro, bebidas energéticas) debido a su efecto estimulante.
- Alimentos procesados, picantes o irritantes.
- Alcohol y cualquier sustancia intoxicante al menos **24 horas** antes de la sesión.

Ejemplo de Recomendación Nutricional:
- Última comida: Un batido de frutas con avena o una porción de yogur natural con miel.
- Durante la mañana: Beber pequeñas cantidades de agua o infusión de hierbas relajantes como manzanilla.

Descanso y Sueño Adecuado

El descanso es fundamental para garantizar que el paciente llegue a la sesión con un cuerpo y mente relajados.

- **Importancia del Sueño:**
    - La falta de sueño puede aumentar la ansiedad y hacer que la mente esté más dispersa, dificultando la entrega a la experiencia psicodélica.
- **Recomendaciones Prácticas:**
    - Dormir entre **7-9 horas** la noche anterior.
    - Evitar el uso de dispositivos electrónicos antes de dormir para promover un descanso profundo.
    - Realizar prácticas de relajación, como meditación o lectura ligera, antes de acostarse.

Ejercicio Ligero y Relajación Corporal

El ejercicio físico moderado puede ser una excelente forma de preparar el cuerpo y liberar tensiones antes de la sesión.

- **Beneficios del Ejercicio Previo:**
    - Reduce el estrés acumulado en el cuerpo.
    - Favorece la relajación muscular y mental.
    - Aumenta el bienestar físico general, facilitando la entrega a la experiencia.
- **Ejercicios Recomendados:**
    - **Estiramientos suaves o yoga:** Ayudan a relajar los músculos y centrar la mente.
    - **Caminatas relajadas en la naturaleza:** Contribuyen a calmar el sistema nervioso y conectar con el momento presente.

- **Respiración Consciente:** Combinar el ejercicio físico con ejercicios de respiración profunda para preparar el cuerpo y mente simultáneamente.

Ropa Cómoda y Ambiente Corporal Seguro

El confort físico durante la sesión es fundamental para que el paciente pueda sumergirse en su experiencia sin distracciones corporales.

Recomendaciones sobre la Ropa:
- Utilizar **ropa holgada y suave**, preferentemente de algodón o tejidos naturales.
- Evitar prendas ajustadas, cinturones, accesorios metálicos o calzado incómodo.
- Traer una **manta ligera** o **calcetines calientes** si el paciente suele sentir frío.

Elementos de Apoyo Adicional:
- Almohadas o cojines para facilitar una posición cómoda.
- Una colchoneta o sillón reclinable donde el paciente pueda cambiar de posición si lo necesita.
- Un antifaz suave para bloquear estímulos visuales y facilitar la introspección.

Monitoreo de Parámetros Básicos

Antes de iniciar la sesión, es recomendable verificar algunos **parámetros físicos básicos** para garantizar la seguridad del paciente:

- **Presión arterial:** Confirmar que esté dentro de los rangos normales.
- **Frecuencia cardíaca:** Detectar cualquier signo de taquicardia o irregularidad previa.
- **Niveles de glucosa:** Especialmente en pacientes con historial de diabetes o hipoglucemia.

Cuidados Previos Adicionales

Algunos cuidados adicionales pueden contribuir a una experiencia física más agradable y relajada:

- **Evitar el Consumo de Sustancias Psicoactivas:**
    - Se debe evitar el uso de alcohol, cannabis, estimulantes o cualquier otra sustancia al menos **24-48 horas** antes de la sesión.
- **Higiene Personal:**
    - Recomendar al paciente ducharse previamente para sentirse fresco y cómodo.
- **Aseo del Espacio Personal:**
    - Si la sesión se realiza en casa, asegurarse de que el espacio esté limpio y ordenado para promover una sensación de tranquilidad física y mental.

Ejemplo de una Rutina de Preparación Física

1. **Día Previo:**
   - Realizar una caminata tranquila o ejercicios de yoga.
   - Dormir entre 7 y 9 horas.
   - Evitar el alcohol y alimentos irritantes.
2. **Mañana de la Sesión:**
   - Tomar un desayuno ligero (si es necesario).
   - Beber una cantidad moderada de agua.
   - Practicar 10-15 minutos de respiración consciente o estiramientos suaves.
   - Vestir ropa cómoda y llevar objetos personales que generen confort.

Diseño del Entorno

El **entorno físico**, también conocido como "setting", es uno de los pilares fundamentales para garantizar una experiencia terapéutica segura, profunda y transformadora con psilocibina. El espacio donde se lleva a cabo la sesión no solo influye en el **bienestar físico** del paciente, sino también en su **percepción mental y emocional**. Un entorno cuidadosamente diseñado proporciona **seguridad, comodidad y contención**, elementos esenciales para que el paciente pueda entregarse plenamente a la experiencia psicodélica.

Este apartado describe cómo crear un **espacio óptimo**, detallando los elementos clave del diseño, la distribución física y las consideraciones sensoriales que deben tomarse en cuenta.

Principios del Diseño del Entorno Terapéutico

El entorno debe cumplir con los siguientes principios fundamentales:

- **Seguridad:** El espacio debe ser libre de riesgos físicos, permitiendo que el paciente se mueva con confianza si lo necesita.
- **Comodidad:** Los muebles, temperatura y disposición general deben promover la relajación física.
- **Tranquilidad y Simplicidad:** Un diseño minimalista ayuda a reducir distracciones y a fomentar la introspección.
- **Estética Cálida:** Un ambiente visualmente agradable, con elementos naturales y colores suaves, genera un sentido de calma y familiaridad.
- **Control Sensorial:** Cada aspecto sensorial (iluminación, sonido, temperatura y aromas) debe estar cuidadosamente gestionado para evitar sobreestimulación o incomodidad.

Distribución del Espacio Terapéutico

La distribución física del espacio debe ser sencilla, funcional y adaptable a las necesidades del paciente.

a. Zona Central: Espacio del Paciente

La zona central está diseñada específicamente para el confort del paciente, siendo el corazón del entorno terapéutico.

- **Elementos Clave:**
    - **Sillón reclinable o colchoneta acolchada:** Permite que el paciente se acueste o repose cómodamente durante la sesión.
    - **Cojines y mantas:** Proporcionan soporte adicional y ayudan a mantener el confort térmico.
    - **Antifaz:** Para aquellos pacientes que deseen bloquear estímulos visuales y sumergirse más profundamente en su experiencia.
    - **Mesa auxiliar:** Ubicada cerca del paciente, con acceso a:

- Botella de agua.
- Pañuelos de papel.
- Objetos personales (fotografías, amuletos, etc.).

b. Zona del Terapeuta

- **Silla o sillón cómodo:** El terapeuta debe contar con un lugar accesible pero no invasivo, situado a una distancia adecuada para observar al paciente sin interrumpir su proceso.
- **Mesa con materiales esenciales:**
    - Cuaderno de notas.
    - Herramientas terapéuticas (si fuera necesario).
    - Material de primeros auxilios en caso de emergencias.

c. Zona Periférica: Elementos Sensoriales y Decorativos

La zona periférica debe estar libre de desorden y decorada con elementos que contribuyan a un ambiente de calma y belleza natural:

- **Iluminación suave y regulable.**
- **Plantas naturales:** Añaden vida al espacio y evocan conexión con la naturaleza.
- **Decoración simbólica o espiritual:** Cuadros o figuras que transmitan serenidad, como paisajes, geometría sagrada o elementos abstractos.

Iluminación: Clave para una Experiencia Cómoda

La luz influye profundamente en el estado emocional del paciente durante la sesión.

Recomendaciones para la Iluminación:

- **Luces Cálidas y Regulables:** Utilizar lámparas de pie o de mesa con dimmers que permitan ajustar la intensidad de la luz según la fase de la experiencia.
- **Evitar Luz Brillante o Fluorescente:** La luz intensa puede resultar molesta o sobreestimulante.
- **Elementos Naturales:** Velas suaves o lámparas de sal aportan una luz tenue y una atmósfera acogedora.
- **Opcional:** Proyectores de luz con colores relajantes (azul, verde o ámbar) pueden utilizarse si el paciente lo desea.

Música: La Banda Sonora de la Experiencia

La música es una herramienta poderosa que puede guiar y sostener la experiencia psicodélica.

Criterios para la Selección Musical:

- **Instrumental y Suave:** Evitar música con letras que puedan interferir con los pensamientos del paciente.
- **Flujo Natural:** La música debe acompañar las fases de la sesión:

- **Inicio:** Melodías ligeras y relajantes que faciliten la entrada al estado psicodélico.
- **Pico:** Tonos profundos, envolventes y evocadores que apoyen la introspección.
- **Descenso:** Música tranquila y reconfortante que ayude al paciente a regresar suavemente a la realidad.

Medios de Reproducción:
- Sistema de altavoces con sonido envolvente y calidad adecuada.
- Alternativamente, auriculares si el paciente lo prefiere.

Temperatura y Ventilación

Un ambiente con una temperatura adecuada contribuye al bienestar físico y emocional del paciente:

- **Temperatura Óptima:** Mantener la habitación entre **22-24°C** para garantizar el confort.
- **Opciones de Adaptación:** Ofrecer mantas ligeras y permitir ajustes según las necesidades del paciente.
- **Ventilación Suave:** Asegurar una buena circulación del aire sin corrientes frías o excesivas.

Aromaterapia: Estimulación Olfativa Relajante

El uso de aromas naturales puede favorecer la relajación y la conexión emocional durante la sesión.

Recomendaciones:
- **Aromas Sutiles:** Lavanda, sándalo, manzanilla o incienso suave.
- **Evitar Estímulos Fuertes:** Olores intensos pueden ser percibidos como intrusivos o perturbadores.
- **Opciones de Difusión:** Utilizar difusores de aceites esenciales o velas aromáticas de manera moderada.

Elementos Personales del Paciente

Permitir que el paciente traiga **objetos personales significativos** puede reforzar su sensación de seguridad y conexión emocional:

- Fotografías de seres queridos o recuerdos importantes.
- Objetos simbólicos, como amuletos, piedras o elementos espirituales.
- Ropa especial que el paciente asocie con comodidad y protección.

Consideraciones de Privacidad y Seguridad

Garantizar un entorno privado y seguro es fundamental para que el paciente pueda entregarse plenamente a la experiencia:

- **Aislamiento de Ruido Externo:** Evitar interrupciones auditivas provenientes del exterior.
- **Privacidad Visual:** Garantizar que la sesión no pueda ser observada desde afuera.
- **Acceso Restringido:** Asegurarse de que nadie interrumpirá la sesión.

Ejemplo de un Espacio Ideal

1. **Centro de la Habitación:**
   - Sillón reclinable con cojines y manta.
   - Antifaz y auriculares opcionales.
2. **Zona de Iluminación:**
   - Lámparas de luz cálida con reguladores de intensidad.
   - Velas suaves o lámpara de sal en una esquina.
3. **Decoración y Estética:**
   - Plantas naturales.
   - Cuadros con imágenes simbólicas o relajantes.
4. **Zona del Terapeuta:**
   - Silla cómoda y una mesa con cuaderno de notas y materiales esenciales.
5. **Sonido:**
   - Sistema de altavoces con una selección de música instrumental.

Establecimiento de la Relación Terapéutica

El **establecimiento de la relación terapéutica** es uno de los pilares fundamentales para el éxito de la terapia asistida con psilocibina. La confianza, la seguridad y la conexión entre terapeuta y paciente son indispensables para que el paciente se sienta **contenido, acompañado y protegido** durante la sesión, especialmente cuando surjan momentos emocionales intensos o desafiantes.

La psilocibina abre puertas a estados de conciencia profundamente vulnerables, donde el paciente puede enfrentar emociones reprimidas, recuerdos traumáticos o percepciones inusuales. Es, por tanto, responsabilidad del terapeuta **crear un espacio seguro** a través de una relación empática, profesional y basada en la confianza mutua.

La Importancia de la Relación Terapéutica

La relación entre terapeuta y paciente constituye el **marco emocional** dentro del cual la experiencia psicodélica tiene lugar. Su calidad puede determinar no solo la profundidad de la sesión, sino también la capacidad del paciente para integrar los aprendizajes obtenidos.

Beneficios de una Relación Terapéutica Sólida:

- **Seguridad Emocional:** El paciente se siente acompañado y apoyado, incluso en los momentos más difíciles.
- **Reducción del Miedo y la Ansiedad:** Saber que hay alguien presente reduce la sensación de soledad o pérdida de control.
- **Mayor Entrega a la Experiencia:** La confianza en el terapeuta permite al paciente "soltar" y aceptar lo que surja sin resistencias.
- **Facilitación de la Integración Post-Sesión:** Un vínculo sólido hace que el paciente se sienta más cómodo compartiendo sus experiencias para procesarlas y aplicarlas en su vida diaria.

Principios Fundamentales para Establecer la Relación Terapéutica

a. Empatía Incondicional

La empatía es la base de cualquier relación terapéutica exitosa. Implica **comprender profundamente** los pensamientos, emociones y vivencias del paciente desde su propia perspectiva, sin juzgar ni imponer interpretaciones.

- **Estrategias para Cultivar Empatía:**
  - Practicar la **escucha activa**, prestando total atención a lo que el paciente expresa verbal y no verbalmente.
  - Validar las emociones del paciente con frases como:
    - *"Entiendo lo difícil que esto puede ser para ti."*
    - *"Es normal que te sientas así."*
  - Mostrar calidez y apertura, creando un espacio donde el paciente se sienta visto y comprendido.

b. Presencia Constante y Estable

La presencia del terapeuta, tanto física como emocional, actúa como un **ancla de seguridad** para el paciente durante la sesión.

- **Características de una Presencia Terapéutica Eficaz:**
    - Mantener la calma y serenidad en todo momento.
    - Transmitir estabilidad emocional y confianza, incluso cuando el paciente atraviese momentos difíciles.
    - Evitar distracciones o conductas que puedan percibirse como desinterés, como revisar el reloj o apartar la mirada.

c. Confidencialidad y Seguridad

Garantizar al paciente que todo lo que comparta durante la preparación, la sesión y la integración será tratado con **confidencialidad absoluta**. Esto fomenta un espacio libre de juicio y permite que el paciente se abra plenamente.

- **Declaración al Paciente:**
    - *"Este es un espacio seguro donde puedes expresar lo que sientas o pienses sin temor a ser juzgado. Todo lo que compartas queda entre nosotros."*

d. Neutralidad y No Directividad

El terapeuta debe adoptar una postura **neutral y no directiva**, permitiendo que la experiencia se desarrolle de manera orgánica y sin influencias externas.

- **Cómo Aplicar la Neutralidad:**
    - Evitar interpretar o guiar el significado de las experiencias del paciente.
    - Respetar los silencios y dejar que el paciente procese sus emociones a su propio ritmo.
    - Ofrecer apoyo sin imponer creencias o enfoques personales.

Construcción de la Relación: Fase de Preparación

La construcción de la relación terapéutica comienza en las sesiones de preparación previas a la administración de la psilocibina.

a. Sesiones Introductorias

- Realizar una o más entrevistas para conocer al paciente:
    - Su historia personal, médica y psicológica.
    - Sus motivaciones, expectativas y temores hacia la experiencia.
- Explicar el proceso de manera clara y detallada para reducir la incertidumbre.

b. Establecer una Comunicación Abierta y Honesta
- Invitar al paciente a expresar libremente cualquier duda, miedo o inquietud:
  - *"¿Hay algo que te preocupe o te genere ansiedad sobre esta experiencia?"*
- Responder a sus preguntas con sinceridad y sin tecnicismos innecesarios.

c. Clarificación de Roles y Límites
- Explicar el papel del terapeuta como **guía y acompañante** durante la sesión.
- Aclarar que el terapeuta estará presente para proporcionar apoyo, pero no para controlar o dirigir la experiencia.

Estrategias Durante la Sesión para Fortalecer la Relación

Durante la sesión con psilocibina, el terapeuta debe mantener una presencia tranquila y ofrecer apoyo emocional cuando sea necesario.

- **Acompañamiento Silencioso:**
  - La simple presencia del terapeuta puede ser suficiente para que el paciente se sienta seguro.
  - Evitar interrupciones innecesarias y permitir que el proceso se desarrolle naturalmente.
- **Intervención cuando Sea Necesario:**
  - Ofrecer apoyo verbal o físico solo cuando el paciente lo solicite o muestre signos de angustia.
  - Ejemplos de frases útiles:
    - *"Estoy aquí contigo."*
    - *"Respira, todo está bien. Permítete sentir lo que surja."*
- **Atención a las Señales No Verbales:**
  - Observar cambios en la respiración, expresiones faciales o movimientos corporales que puedan indicar incomodidad o necesidad de intervención.

Cierre de la Relación al Final de la Sesión

Al finalizar la sesión, el terapeuta debe reforzar el vínculo al ofrecer un espacio seguro donde el paciente pueda comenzar a procesar la experiencia:

- **Escucha Activa y Validación:**
  - Permitir que el paciente comparta lo que desee sin presión.
  - Validar sus emociones y logros:
    - *"Has hecho un trabajo increíble hoy."*
- **Preparación para la Integración:**
  - Explicar que las reflexiones continuarán desarrollándose en los próximos días.
  - Reafirmar el acompañamiento en las sesiones de integración posteriores.

Planificación de la Logística

La planificación de la logística es un componente crítico para garantizar que la sesión terapéutica con psilocibina se lleve a cabo de manera organizada, segura y sin contratiempos. La logística adecuada abarca todos los aspectos prácticos y operativos que deben considerarse para que tanto el paciente como el terapeuta puedan concentrarse plenamente en el proceso, sin distracciones o imprevistos.

Desde la selección del lugar adecuado hasta la preparación de materiales esenciales y la estructura temporal de la sesión, una planificación logística efectiva contribuye a crear un **entorno de calma, seguridad y profesionalidad**, permitiendo que la experiencia fluya con naturalidad.

Selección del Espacio de la Sesión

El **entorno físico** donde se realizará la sesión debe cumplir con criterios específicos de seguridad, comodidad y privacidad.

Requisitos del Espacio:
- **Privacidad Total:** Garantizar que no haya interrupciones de personas externas, llamadas o ruidos molestos.
- **Tranquilidad:** El espacio debe estar alejado de estímulos externos, como tráfico, ruido de maquinaria o luces intensas.
- **Accesibilidad:** Asegurarse de que el espacio sea fácilmente accesible para el paciente, especialmente si tiene limitaciones físicas.
- **Comodidad Física:** El espacio debe incluir:
  - Un sillón reclinable, sofá o colchoneta para que el paciente pueda descansar.
  - Cojines y mantas adicionales para ofrecer confort térmico y físico.
  - Una mesa auxiliar con acceso a agua, pañuelos y objetos personales del paciente.

Opciones de Espacio:
- **Clínicas y Consultorios Terapéuticos:** Ideal por su estructura profesional y privacidad.
- **Espacios Privados:** Si se realiza en un domicilio, asegurarse de que esté completamente preparado y ordenado.
- **Entornos Naturales Controlados (Opcional):** En casos excepcionales, algunos pacientes pueden preferir espacios al aire libre, como una cabaña en un entorno natural, siempre bajo control y seguridad absoluta.

Organización del Cronograma

La sesión de psilocibina debe planificarse con una **estructura temporal clara**, considerando todas las fases del proceso: preparación, experiencia y cierre.

Estructura Temporal Sugerida:
1. **Fase de Bienvenida y Preparación (30-60 minutos):**
   - Recepción del paciente y establecimiento del vínculo inicial.

- Revisión de intenciones, aclaración de dudas y reafirmación del proceso.
- Relajación y ejercicios de respiración para centrar al paciente.

2. **Fase de Experiencia Principal (4-6 horas):**
   - Administración de la psilocibina.
   - Acompañamiento del terapeuta durante toda la experiencia.
   - Supervisión física y emocional constante.

3. **Fase de Cierre y Reflexión Inicial (60-90 minutos):**
   - Ayudar al paciente a regresar al estado de conciencia habitual.
   - Espacio para que el paciente comparta las primeras impresiones de la experiencia.
   - Preparación para el descanso y las siguientes fases de integración.

4. **Seguimiento Posterior:**
   - Confirmar la fecha de las sesiones de integración para los días siguientes.

Materiales Esenciales para la Sesión

El terapeuta debe contar con una lista de materiales esenciales para garantizar la comodidad y seguridad del paciente:

Materiales para el Paciente:

- **Agua:** Botellas o vasos de agua accesibles en todo momento.
- **Pañuelos:** Para el manejo de emociones o necesidades físicas.
- **Mantas y Cojines:** Elementos adicionales para asegurar el confort térmico y físico.
- **Antifaz (opcional):** Para facilitar la introspección al reducir estímulos visuales.
- **Auriculares o Sistema de Sonido:** Si se utiliza música para guiar la sesión.

Materiales para el Terapeuta:

- **Cuaderno y Bolígrafo:** Para realizar anotaciones observacionales sin interrumpir la experiencia.
- **Reloj o Cronómetro Silencioso:** Para gestionar el tiempo sin generar distracción.
- **Equipo de Seguridad Básico:** Elementos como tensiómetro y kit de primeros auxilios en caso de imprevistos.

Materiales Complementarios:

- **Elementos Sensoriales:** Aromaterapia suave (opcional).
- **Objetos Personales del Paciente:** Fotografías, amuletos o cualquier elemento que brinde confort emocional.

Revisión de Seguridad

Garantizar la seguridad física del entorno es esencial antes de iniciar la sesión.

- **Inspección del Espacio:**
    - Eliminar objetos peligrosos, muebles afilados o cualquier elemento que represente un riesgo físico.
    - Asegurarse de que haya suficiente espacio para moverse con seguridad.
- **Monitoreo de Parámetros Básicos:**
    - Evaluar la presión arterial y el estado físico general del paciente antes de iniciar la sesión.
- **Medidas de Emergencia:**
    - Tener acceso a contactos de emergencia, tanto médicos como familiares.
    - Contar con protocolos claros para actuar en situaciones inesperadas.

Coordinación de Transporte y Descanso del Paciente

El bienestar del paciente después de la sesión es igual de importante que el desarrollo de la experiencia misma.

- **Transporte del Paciente:**
    - Asegurarse de que el paciente no conduzca después de la sesión.
    - Organizar previamente el transporte con un familiar o servicio confiable.
- **Espacio para el Descanso Post-Sesión:**
    - Proveer un lugar donde el paciente pueda descansar brevemente después de la experiencia, si lo necesita.
    - Recomendarle continuar con un entorno tranquilo y relajado durante el resto del día.

Preparación del Paciente y Comunicación Final

En los días previos a la sesión, es importante reforzar las recomendaciones prácticas y confirmar los detalles logísticos:

- **Recordatorio de Preparación Física y Emocional:**
    - Reiterar la necesidad de descanso, ayuno ligero y prácticas de relajación.
- **Confirmación de Hora y Lugar:**
    - Verificar que el paciente conozca la ubicación exacta y la hora de la sesión.
- **Contacto de Emergencia:**
    - Asegurarse de contar con información de un familiar o amigo cercano que pueda asistir al paciente si fuera necesario.

Comunicación del Consentimiento Informado

La **comunicación del consentimiento informado** es un proceso fundamental en cualquier intervención terapéutica, y en el contexto de la terapia asistida con psilocibina adquiere una importancia crítica. El consentimiento informado no es solo un documento legal, sino una herramienta ética que garantiza que el paciente comprenda **plenamente** el proceso, los efectos esperados, los riesgos potenciales y las responsabilidades de todas las partes involucradas.

Establecer una comunicación clara, transparente y accesible permite al paciente tomar una **decisión consciente y voluntaria** sobre su participación en la sesión, fortaleciendo la confianza en el terapeuta y el proceso terapéutico.

Definición y Objetivo del Consentimiento Informado

El **consentimiento informado** es un proceso mediante el cual el terapeuta proporciona al paciente toda la información relevante para que tome una decisión libre y autónoma sobre su participación.

Objetivos Principales:

- **Informar de manera clara y detallada:** Explicar los procedimientos, beneficios y riesgos asociados a la terapia con psilocibina.
- **Asegurar la autonomía del paciente:** El paciente debe tener la libertad de aceptar o rechazar la intervención sin presiones externas.
- **Establecer expectativas realistas:** Comunicar los límites y posibilidades del proceso terapéutico.
- **Proteger los derechos del paciente y del terapeuta:** El consentimiento informado sirve como un acuerdo mutuo de transparencia y responsabilidad.

Aspectos Clave del Consentimiento Informado

El consentimiento informado debe cubrir los siguientes aspectos de manera detallada:

a. Descripción del Proceso Terapéutico

- **Explicación de la Sesión:**
    - Duración aproximada de la experiencia (4-6 horas).
    - Fases de la sesión: preparación, administración de psilocibina, acompañamiento durante la experiencia y cierre inicial.
- **Rol del Terapeuta:**
    - Acompañamiento constante durante la experiencia.
    - Monitoreo físico y emocional para garantizar la seguridad.
- **Importancia de la Integración:**
    - Explicar la relevancia de las sesiones posteriores para reflexionar y aplicar los aprendizajes obtenidos.

b. Efectos Esperados de la Psilocibina

- **Efectos Sensoriales y Cognitivos:**
    - Alteraciones en la percepción visual, auditiva y temporal.
    - Posibles visiones simbólicas o patrones geométricos.
- **Efectos Emocionales:**
    - Aumento de la intensidad emocional, liberación de recuerdos o sentimientos reprimidos.
    - Momentos de euforia, introspección profunda o catarsis emocional.
- **Efectos Físicos Leves:**
    - Náuseas, sensación de frío o calor, hormigueo o cambios en la frecuencia cardíaca.
- **Naturaleza de la Experiencia:**
    - Explicar que la experiencia puede incluir **momentos desafiantes** que, si bien pueden ser incómodos, suelen tener un valor terapéutico importante.

c. Riesgos Potenciales y Contraindicaciones

Es esencial que el paciente sea informado sobre los riesgos asociados:

- **Riesgos Psicológicos:**
    - Aparición temporal de ansiedad, miedo intenso o pensamientos difíciles.
    - Posibilidad de revivir recuerdos traumáticos.
- **Riesgos Físicos:**
    - Náuseas, vómitos o alteraciones leves de la presión arterial.
- **Contraindicaciones:**
    - Recordar que pacientes con antecedentes de psicosis, trastorno bipolar no estabilizado, problemas cardíacos graves o embarazo no son candidatos aptos para la terapia.
- **Medidas de Seguridad:**
    - El terapeuta estará presente en todo momento para proporcionar contención y apoyo.
    - Se dispone de protocolos claros para abordar cualquier eventualidad.

d. Derechos del Paciente

El paciente debe saber que tiene los siguientes derechos:

1. **Decidir libremente su participación:** Puede retirarse del proceso en cualquier momento.
2. **Hacer preguntas y resolver dudas:** Antes, durante y después de la sesión.
3. **Confidencialidad absoluta:** Toda la información compartida durante el proceso será protegida.

4. **Ser tratado con respeto y dignidad:** El terapeuta garantizará un ambiente libre de juicios o imposiciones.

e. Responsabilidades del Paciente

Es importante establecer las expectativas sobre el rol del paciente:

- Seguir las recomendaciones de preparación física y emocional.
- Comunicar cualquier problema de salud previo o consumo de medicamentos.
- Colaborar con honestidad durante las entrevistas de evaluación.
- Participar activamente en el proceso de integración posterior a la sesión.

Comunicación del Consentimiento: Estrategias Prácticas

La forma en que se comunica el consentimiento informado es tan importante como su contenido.

a. Lenguaje Claro y Accesible

- Evitar tecnicismos complejos que puedan generar confusión.
- Utilizar ejemplos prácticos y analogías para explicar conceptos difíciles.
- Confirmar que el paciente entiende lo explicado:
    - *"¿Esto tiene sentido para ti? ¿Hay algo que quieras que aclare?"*

b. Entorno Adecuado para la Conversación

- Realizar la comunicación en un espacio privado y cómodo, donde el paciente se sienta seguro para hacer preguntas.
- Dedicar el tiempo necesario para resolver todas las dudas, sin prisa ni interrupciones.

c. Firma del Documento de Consentimiento

- Proporcionar un documento por escrito que resuma los puntos clave discutidos.
- Permitir que el paciente lo lea con calma antes de firmar.
- Aclarar que firmar el consentimiento no implica obligación de continuar si decide retirarse posteriormente.

Ejemplo de Frases para la Comunicación del Consentimiento

- *"Quiero asegurarme de que comprendas completamente lo que implica esta experiencia y que te sientas cómodo con el proceso."*
- *"La psilocibina puede traer emociones intensas a la superficie. Mi rol es acompañarte y ayudarte a navegar lo que surja con seguridad."*
- *"Recuerda que tienes el control. Si en algún momento decides no continuar, respetaremos tu decisión."*
- *"Es normal tener dudas o miedos. Estoy aquí para responder cualquier pregunta que tengas."*

Evaluación de la Comprensión del Paciente

Antes de proceder, es fundamental asegurarse de que el paciente ha comprendido toda la información proporcionada:

Preguntas de Verificación

- ¿Qué entendiste sobre los efectos esperados de la psilocibina?
- ¿Tienes claro cuáles son los riesgos y las medidas de seguridad?
- ¿Sabes cuánto tiempo durará aproximadamente la experiencia y qué ocurrirá después?
- ¿Qué entiendes sobre los efectos que podrías experimentar durante la sesión?
- ¿Cómo crees que reaccionarías si experimentarás emociones intensas o desafiantes?
- ¿Sabes que la experiencia puede incluir visiones simbólicas, cambios en la percepción o momentos de introspección profunda?
- ¿Comprendes que algunas condiciones de salud pueden contraindicar esta terapia? ¿Hemos descartado alguna contraindicación contigo?
- ¿Sabes que estoy preparado para intervenir si necesitas apoyo emocional o físico durante la experiencia?
- ¿Qué significa para ti el hecho de que todo lo que compartas será tratado de forma confidencial?
- ¿Comprendes que esta experiencia es completamente voluntaria y que tú tienes el control sobre tu participación?
- ¿Tienes claro que la experiencia puede no desarrollarse como lo esperas, pero aun así tendrá un valor terapéutico?
- ¿Has seguido las recomendaciones de preparación, como descanso adecuado, ayuno ligero y prácticas de relajación?
- ¿Tienes claro que los efectos terapéuticos pueden continuar desarrollándose días o semanas después de la experiencia?
- ¿Qué esperas de mí como terapeuta durante la sesión?
- ¿Tienes claro que mi rol es acompañarte, apoyarte y garantizar tu seguridad sin interferir en tu proceso personal?
- ¿Sientes que has recibido toda la información necesaria para tomar una decisión libre y consciente?
- ¿Te ha quedado alguna duda o inquietud que te gustaría aclarar?
- ¿Estás completamente de acuerdo con los términos y condiciones que hemos discutido hasta ahora?

El objetivo final es garantizar que el paciente se sienta **informado, seguro y "empoderado"** para iniciar este viaje terapéutico con **confianza y claridad**.

Estas preguntas permiten evaluar la comprensión del paciente, identificar posibles malentendidos y reforzar su confianza en el proceso. El terapeuta debe tomarse el tiempo necesario para escuchar las respuestas con **empatía y atención**, resolviendo cualquier duda de manera paciente y profesional.

Preparación del Terapeuta

La **preparación del terapeuta** es un aspecto tan importante como la preparación del paciente en la terapia asistida con psilocibina. El terapeuta no solo actúa como un **guardián del espacio terapéutico**, sino que también debe ser una **presencia estable y segura** que guíe y contenga al paciente a lo largo de la experiencia.

Una sesión con psilocibina puede ser intensa y desafiante tanto para el paciente como para el terapeuta, por lo que es imprescindible que el profesional llegue a la sesión con **claridad mental, equilibrio emocional** y una disposición abierta para sostener lo que surja. La preparación del terapeuta implica **trabajo interno personal**, manejo técnico de las situaciones y cuidado físico y emocional propio.

Importancia de la Preparación del Terapeuta

La preparación adecuada del terapeuta cumple múltiples funciones:

- **Garantizar la Seguridad del Paciente:** El terapeuta debe estar física, mental y emocionalmente preparado para contener cualquier situación inesperada.
- **Presencia Consciente y Estable:** Una mente calmada y enfocada del terapeuta se traduce en confianza y tranquilidad para el paciente.
- **Evitar Proyecciones Personales:** La preparación ayuda al terapeuta a separar sus propias emociones y experiencias del proceso del paciente.
- **Crear un Espacio Sagrado y Libre de Juicios:** La actitud y disposición del terapeuta contribuyen a establecer un entorno de apertura, seguridad y aceptación incondicional.

Trabajo Interno del Terapeuta

El terapeuta debe realizar un **trabajo personal previo** que le permita presentarse a la sesión desde un lugar de equilibrio y claridad.

a. Reflexión sobre su Propio Estado Emocional y Mental

- Antes de la sesión, el terapeuta debe realizar un **autoexamen sincero** de su estado emocional actual:
    - ¿Hay algún problema personal que pueda interferir en mi capacidad de estar presente?
    - ¿Estoy emocionalmente equilibrado para sostener el proceso del paciente sin proyectar mis propias experiencias?

b. Prácticas de Autocuidado y Bienestar

- Mantener un **estado físico y mental óptimo** antes de la sesión:
    - **Descanso adecuado:** Dormir entre 7-8 horas la noche previa.
    - **Meditación y Respiración Consciente:** Practicar ejercicios de mindfulness para centrar la mente.

- **Actividad Física Ligera:** Caminar, hacer yoga o realizar estiramientos para liberar tensiones físicas.
- **Alimentación Ligera y Equilibrada:** Evitar comidas pesadas o estimulantes como cafeína y azúcar en exceso antes de la sesión.

Revisión del Proceso y Preparación Técnica

El terapeuta debe estar completamente familiarizado con el **plan de la sesión** y preparado para manejar cualquier eventualidad.

a. Revisión del Caso del Paciente
- Revisar la **historia clínica, psicológica y emocional** del paciente.
- Confirmar sus intenciones, motivaciones y posibles desafíos que puedan surgir.
- Identificar señales de alerta o factores a monitorear durante la sesión (por ejemplo, predisposición a ansiedad o bloqueos emocionales).

b. Preparación del Espacio Terapéutico
- Realizar una **inspección final** del entorno para garantizar que esté:
  - Limpio, ordenado y acogedor.
  - Libre de distracciones externas y ruidos innecesarios.
  - Equipado con todos los materiales esenciales: agua, mantas, antifaz, pañuelos, música y elementos de seguridad.

Presencia del Terapeuta: El Arte de Estar

La **presencia del terapeuta** es una de las herramientas más poderosas en la terapia asistida con psilocibina.

a. Cultivar una Presencia Silenciosa y Compasiva
- Practicar la **escucha profunda** y la **observación atenta**, estando presente sin intervenir innecesariamente.
- Transmitir calma y estabilidad a través del lenguaje no verbal:
  - Postura relajada.
  - Contacto visual suave y acogedor.
  - Gestos de apoyo, como sostener una mano si el paciente lo necesita.

b. Mantener la Neutralidad Emocional
- Evitar interpretaciones o juicios durante la sesión.
- Permitir que la experiencia del paciente fluya sin tratar de guiarla o controlarla.

c. Recordar la Responsabilidad del Rol del Terapeuta
- Ser un **guardián del espacio**: proteger el entorno físico y emocional del paciente.

- Sostener la experiencia, incluso cuando el paciente atraviesa momentos difíciles, con una actitud de aceptación y firmeza amorosa.

Manejo de Escenarios Desafiantes

El terapeuta debe estar preparado para **reconocer y responder** a los posibles efectos intensos o inesperados durante la sesión.

- **Estrategias para Contener la Ansiedad o el Miedo:**
    - Respiración guiada: "Respira conmigo, lento y profundo. Estás seguro aquí."
    - Reafirmación verbal: "Recuerda que esto es temporal. Estoy aquí contigo."
- **Reconocer el Límite Propio:**
    - Si una situación se sale del control del terapeuta, es importante contar con un **protocolo de emergencia** (por ejemplo, acceso a servicios médicos de apoyo).

Autocuidado Post-Sesión

El trabajo del terapeuta no termina al finalizar la sesión. El proceso puede ser emocionalmente demandante, por lo que es importante realizar prácticas de **autocuidado** para recuperar el equilibrio.

- **Reflexión Personal:**
    - Tomarse un tiempo para revisar cómo fue la experiencia desde su rol.
    - Anotar observaciones y reflexiones importantes en un diario profesional.
- **Prácticas de Descarga Emocional:**
    - Realizar actividades como caminatas, meditación o yoga para liberar cualquier tensión acumulada.
    - Hablar con colegas o supervisores para procesar experiencias desafiantes si fuera necesario.
- **Descanso y Recuperación:**
    - Asegurar un tiempo adecuado de descanso antes de volver a una nueva sesión.

Capítulo 9: Durante la Sesión

La sesión con psilocibina es el núcleo de la experiencia terapéutica. Es un momento de introspección profunda y, a menudo, de intensa transformación emocional. Durante esta etapa, el terapeuta desempeña un papel clave al proporcionar apoyo, guía y un entorno seguro que permita al paciente explorar su interior con confianza. Este capítulo explora las diferentes fases de la experiencia y ofrece herramientas para manejar las emociones y las visiones que puedan surgir.

Las Fases de la Sesión

La experiencia con psilocibina suele dividirse en varias fases, cada una con características únicas que requieren diferentes enfoques por parte del terapeuta.

1. **Activación Inicial (0-60 minutos)**

    - **Efectos comunes:**
        - Sensación de anticipación o nerviosismo.
        - Cambios físicos leves, como aumento de la temperatura corporal o náuseas.

    - **Rol del terapeuta:**
        - Asegurar al paciente que estos efectos son normales y temporales.
        - Ayudar a enfocar la atención en la respiración o en un objeto reconfortante.

2. **Fase de Ascenso (1-2 horas)**

    - **Efectos comunes:**
        - Aumento de la intensidad emocional y sensorial.
        - Aparición de visiones o imágenes simbólicas.

    - **Rol del terapeuta:**
        - Permanecer presente y accesible.
        - Ofrecer palabras de apoyo si el paciente parece ansioso: "Esto es parte del proceso, confía en la experiencia."

3. **Pico de la Experiencia (2-4 horas)**

    - **Efectos comunes:**
        - Disolución del ego y sensación de conexión universal.
        - Procesamiento emocional profundo, a menudo acompañado de lágrimas o risas.

    - **Rol del terapeuta:**
        - Mantener una actitud no intrusiva pero vigilante.
        - Documentar observaciones clave que puedan ser útiles durante la integración.

4. **Fase de Descenso (4-6 horas)**
    - **Efectos comunes:**
        - Reducción gradual de la intensidad emocional y sensorial.
        - Sensación de claridad y calma.
    - **Rol del terapeuta:**
        - Ayudar al paciente a reconectar con el presente.
        - Introducir música suave o una bebida reconfortante para marcar la transición.

Rol del Terapeuta Durante la Sesión

1. **Presencia Constante y Tranquilizadora**
    - El terapeuta debe estar disponible en todo momento, sin ser intrusivo.
    - Mantener contacto visual y corporal relajado para transmitir seguridad.

2. **Manejo de Momentos Difíciles**
    - Si el paciente enfrenta visiones o emociones perturbadoras:
        - Validar su experiencia: "Es normal sentirse así, estás a salvo."
        - Guiar suavemente hacia técnicas de respiración o visualización.

3. **Fomentar la Exploración**
    - Hacer preguntas abiertas si el paciente está receptivo:
        - "¿Qué sientes en este momento?"
        - "¿Qué significado tienen estas imágenes para ti?"

Herramientas Terapéuticas Durante la Sesión

1. **Música**
    - Diseñar una lista de reproducción que evolucione junto con la experiencia del paciente.
    - Incorporar sonidos suaves y armoniosos durante los momentos de mayor intensidad.

2. **Anclajes Físicos**
    - Ofrecer objetos suaves o familiares que el paciente pueda tocar si se siente desconectado.

3. **Visualización Guiada (si es necesario)**
    - Si el paciente está atrapado en un pensamiento negativo, sugerir imágenes reconfortantes:
        - "Imagina un lugar donde te sientas seguro y tranquilo."

Manejo de Situaciones Inesperadas

1. **Ansiedad o Pánico**
   - **Señales:** Respiración rápida, temblores, verbalizaciones de miedo.
   - **Intervención:**
     - Hablar en un tono calmado: "Esto pasará, estás en un lugar seguro."
     - Guiar al paciente a enfocar su atención en su respiración o en su entorno inmediato.

2. **Silencio Prolongado**
   - **Señales:** El paciente parece retraído o inactivo durante largos periodos.
   - **Intervención:**
     - Respetar el silencio si parece introspectivo.
     - Preguntar suavemente: "¿Cómo te sientes ahora?"

3. **Visiones Intensas o Traumáticas**
   - **Señales:** Expresiones faciales de angustia, lágrimas o vocalizaciones.
   - **Intervención:**
     - Recordar al paciente que estas emociones son parte del proceso de sanación.
     - Ofrecer afirmaciones positivas: "Estás enfrentando esto con valentía."

Documentación y Observación

1. **Registro de Experiencias**
   - Anotar observaciones clave durante la sesión, como temas recurrentes o emociones intensas.
2. **Preparación para la Integración**
   - Identificar elementos de la experiencia que puedan ser explorados en profundidad durante la fase de integración.

Marcar el Final de la Sesión

1. **Transición Suave**
   - Introducir música más alegre o cálida para ayudar al paciente a salir de la experiencia.
   - Ofrecer té, agua o un snack ligero para reconectar con el presente.

2. **Reflexión Inicial**
   - Hacer preguntas abiertas para recoger impresiones inmediatas:
     - "¿Qué fue lo más significativo de la experiencia?"

- "¿Cómo te sientes en este momento?"

3. **Preparación para la Integración**
    - Explicar brevemente al paciente que la experiencia continuará desarrollándose en los días siguientes y que se abordará más a fondo en la siguiente sesión.

La sesión con psilocibina es un viaje único que requiere del terapeuta una combinación de observación, empatía y habilidades de intervención. Al manejar cada fase de la experiencia con profesionalismo y cuidado, se garantiza que el paciente pueda explorar su interior de manera segura y significativa.

En el próximo capítulo, profundizaremos en la etapa de integración, donde los aprendizajes de la experiencia se procesan y aplican a la vida diaria del paciente.

Capítulo 10: Integración Post-Sesión

La integración es una etapa crítica en el proceso terapéutico con psilocibina. Es el puente que conecta las experiencias vividas durante la sesión con los cambios prácticos y positivos en la vida del paciente. Aunque los efectos inmediatos de la psilocibina pueden ser intensos y reveladores, el verdadero valor terapéutico se encuentra en cómo se interpretan y aplican esos aprendizajes. Este capítulo detalla los pasos, herramientas y técnicas para una integración efectiva.

¿Qué es la Integración?

La integración es el proceso de asimilar, reflexionar y dar sentido a las experiencias vividas durante la sesión. Implica trabajar con las emociones, visiones y pensamientos que surgieron, con el objetivo de utilizarlos como catalizadores para el crecimiento personal y emocional.

1. **Propósito de la Integración**
   - Transformar las percepciones y revelaciones en acciones concretas.
   - Resolver emociones intensas que puedan haber surgido durante la sesión.
   - Reforzar el sentido de propósito y dirección en la vida del paciente.
2. **Duración del Proceso**
   - La integración no se limita a una sola sesión post-experiencia. Es un proceso continuo que puede durar semanas o meses, dependiendo de la profundidad de las experiencias vividas.

Reunión Inicial de Integración

1. **Momento Ideal**
   - Programar la reunión dentro de los primeros 2-3 días posteriores a la sesión, cuando las experiencias aún están frescas en la mente del paciente.

2. **Estructura de la Reunión**
   - Crear un espacio tranquilo y seguro para hablar sobre la experiencia.
   - Utilizar preguntas abiertas para fomentar la reflexión:
     - "¿Qué fue lo más significativo que viviste durante la sesión?"
     - "¿Hubo algo que te sorprendiera o te desafiara?"

3. **Validación de la Experiencia**
   - Reafirmar que las emociones intensas, tanto positivas como negativas, son normales y forman parte del proceso de sanación.

Técnicas de Integración

1. **Escritura Reflexiva**
   - Sugerir al paciente que lleve un diario donde pueda escribir sus pensamientos y emociones relacionados con la experiencia.
   - Ejemplo de ejercicios:
     - "Describe la emoción más fuerte que sentiste y lo que aprendiste de ella."
     - "¿Qué imágenes o visiones se destacaron para ti? ¿Qué podrían simbolizar?"

2. **Técnicas de Mindfulness**
   - Introducir prácticas de meditación o respiración consciente para ayudar al paciente a procesar las emociones de manera tranquila y equilibrada.

3. **Arte Terapéutico**
   - Animar al paciente a expresar sus experiencias a través de dibujos, pintura o música.
   - Ejemplo: Crear un mandala que represente la esencia de la experiencia vivida.

4. **Trabajo Corporal**
   - Sugerir actividades como yoga, tai chi o caminatas en la naturaleza para conectar los aprendizajes con el cuerpo físico.

Manejo de Desafíos Durante la Integración

1. **Emociones No Resueltas**
   - **Ejemplo:** Un paciente puede sentirse confundido o perturbado por una visión o emoción intensa.
   - **Intervención:**
     - Explorar estos sentimientos en sesiones de integración adicionales.
     - Ayudar al paciente a reformular las experiencias desafiantes como oportunidades de crecimiento.

2. **Falta de Conexión con la Experiencia**
   - **Ejemplo:** El paciente puede sentir que no logró obtener respuestas claras o revelaciones significativas.
   - **Intervención:**
     - Revisar el diario de integración o explorar cómo pequeñas percepciones pueden ser relevantes para su vida.
     - Enfocarse en lo que sí se experimentó, en lugar de lo que no.

3. **Dificultades para Aplicar los Aprendizajes**
4. **Ejemplo:** Un paciente que descubre patrones de comportamiento negativos puede sentirse abrumado al intentar cambiarlos.
    - **Intervención:**
        - Dividir los cambios en pasos pequeños y alcanzables.
        - Proporcionar herramientas prácticas, como la creación de listas de prioridades o el establecimiento de metas diarias.

Rol del Terapeuta en la Integración

1. **Facilitador de Reflexión**
    - Ayudar al paciente a identificar patrones, significados y temas recurrentes en su experiencia.
2. **Guía para la Acción**
    - Traducir las revelaciones en pasos concretos:
        - "¿Qué puedes hacer en tu día a día para incorporar lo que aprendiste?"
        - "¿Cómo puedes cuidar mejor de ti mismo a partir de ahora?"

3. **Apoyo Emocional Continuo**
    - Estar disponible para resolver dudas o inseguridades que surjan durante el proceso de integración.
    - Agendar sesiones de seguimiento para evaluar el progreso.

Construcción de Hábitos Positivos

El objetivo final de la integración es facilitar cambios sostenibles que mejoren la calidad de vida del paciente.

1. **Rutinas de Bienestar**
    - Incorporar prácticas diarias como meditación, ejercicio físico y alimentación saludable.
2. **Reforzamiento de Relaciones**
    - Trabajar en mejorar la comunicación y la conexión con familiares y amigos.
3. **Reconexión con Propósitos Personales**
    - Ayudar al paciente a identificar metas a largo plazo que resuenen con los aprendizajes obtenidos.

La integración es donde ocurre la verdadera transformación. Al proporcionar al paciente herramientas prácticas, apoyo emocional y un espacio para reflexionar, el terapeuta puede garantizar que las experiencias vividas con la psilocibina tengan un impacto duradero y positivo en la vida del individuo.

Capítulo 11: Aplicaciones Terapéuticas

La psilocibina ha demostrado ser una herramienta poderosa en el tratamiento de una variedad de condiciones psicológicas y emocionales. Su capacidad para alterar patrones de pensamiento rígidos, intensificar la introspección y facilitar experiencias transformadoras la hace especialmente eficaz en contextos terapéuticos. Este capítulo detalla las aplicaciones específicas de la psilocibina en la medicina mental, incluyendo estudios, casos clínicos y protocolos recomendados.

Depresión Resistente al Tratamiento

1. **Descripción de la Condición**
   - La depresión resistente afecta a pacientes que no han respondido a tratamientos convencionales como antidepresivos o terapia cognitivo-conductual.

2. **Eficacia de la Psilocibina**
   - Estudios clínicos han mostrado que la psilocibina puede aliviar significativamente los síntomas de depresión después de una o dos sesiones.
   - **Mecanismo:** Interrumpe patrones de pensamiento negativos y fomenta nuevas conexiones neuronales.

3. **Caso Clínico Ejemplar**
   - **Paciente:** Hombre de 45 años con 10 años de depresión.
   - **Intervención:** Una sesión con 2 g de psilocibina, seguida de dos reuniones de integración.
   - **Resultado:** Reducción del 70% en los síntomas depresivos después de un mes.

Ansiedad Existencial en Pacientes Terminales

1. **Descripción de la Condición**
   - Pacientes con enfermedades terminales a menudo experimentan miedo intenso, angustia y dificultad para aceptar la muerte.

2. **Eficacia de la Psilocibina**
   - Promueve una aceptación profunda de la mortalidad al facilitar experiencias trascendentales y de conexión universal.
   - Estudios de la Universidad Johns Hopkins han reportado mejoras significativas en la calidad de vida y una reducción notable de la ansiedad en estos pacientes.

3. **Caso Clínico Ejemplar**
   - **Paciente:** Mujer de 60 años con cáncer avanzado.

- **Intervención:** Sesión con 3.5 g de psilocibina en un entorno natural, con música y guía terapéutica.
- **Resultado:** Paz emocional y reconexión con su familia durante sus últimos meses de vida.

Tratamiento de Adicciones

1. **Descripción de la Condición**
   - Las adicciones afectan la capacidad del paciente para controlar comportamientos destructivos, a menudo relacionados con el estrés o el trauma.

2. **Eficacia de la Psilocibina**
   - La psilocibina interrumpe patrones de dependencia y fomenta una reconexión con valores personales y objetivos.
   - Estudios han mostrado tasas de éxito del 60-80% en la abstinencia a sustancias como alcohol y tabaco.

3. **Caso Clínico Ejemplar**
   - **Paciente:** Mujer de 38 años con dependencia al alcohol.
   - **Intervención:** Tres sesiones con microdosis (0.3 g) y una sesión intensiva con 2 g, combinadas con terapia de integración.
   - **Resultado:** Abstinencia sostenida durante más de un año.

Trastornos de Estrés Postraumático (TEPT)

1. **Descripción de la Condición**
   - El TEPT se caracteriza por flashbacks, ansiedad severa y evitación emocional tras un evento traumático.

2. **Eficacia de la Psilocibina**
   - Facilita el procesamiento de recuerdos traumáticos en un entorno seguro y reduce las respuestas emocionales negativas asociadas a esos recuerdos.

3. **Caso Clínico Ejemplar**
   - **Paciente:** Hombre de 30 años, veterano de guerra.
   - **Intervención:** Una sesión intensiva con 3 g de psilocibina, enfocada en la revisión de recuerdos traumáticos, seguida de cuatro sesiones de integración.
   - **Resultado:** Reducción significativa de los flashbacks y mejor calidad de vida.

Crecimiento Personal y Bienestar

1. Descripción de la Aplicación

- No todos los pacientes buscan tratar una condición específica; algunos desean explorar su potencial, resolver dudas existenciales o mejorar su bienestar general.

2. Eficacia de la Psilocibina

- Fomenta la creatividad, la autocomprensión y la conexión espiritual.
- Las dosis moderadas suelen ser suficientes para facilitar estas experiencias.

3. Caso Clínico Ejemplar

- **Paciente:** Hombre de 35 años en una encrucijada profesional.
- **Intervención:** Sesión con 1.5 g de psilocibina en un entorno natural, seguida de terapia de coaching.
- **Resultado:** Claridad en sus objetivos y mayor confianza en sus decisiones.

Aplicaciones Emergentes

1. Trastornos Alimentarios

- Estudios preliminares sugieren que la psilocibina puede ser eficaz para tratar trastornos como la anorexia nerviosa, al alterar patrones de pensamiento negativos y fomentar una autoimagen más positiva.

2. Dolor Crónico

- Investigaciones emergentes indican que la psilocibina puede ayudar a manejar el dolor crónico al alterar la percepción del dolor y reducir la carga emocional asociada.

Las aplicaciones terapéuticas de la psilocibina son amplias y diversas, abarcando desde condiciones psicológicas graves hasta el bienestar general. Su capacidad para facilitar experiencias transformadoras la convierte en una herramienta invaluable para los terapeutas. A medida que la investigación continúa avanzando, el alcance de su impacto solo seguirá creciendo.

En el próximo capítulo, exploraremos los aspectos éticos y legales relacionados con el uso terapéutico de la psilocibina, un componente esencial para garantizar su integración responsable y sostenible.

Capítulo 12: Aspectos Éticos y Legales

El uso terapéutico de la psilocibina, aunque prometedor, viene acompañado de responsabilidades éticas y desafíos legales. Los terapeutas que desean incorporar esta herramienta deben asegurarse de cumplir con los más altos estándares éticos y operar dentro de los marcos legales vigentes. Este capítulo aborda los principios éticos fundamentales, las normativas actuales y las consideraciones prácticas para navegar este campo emergente con profesionalismo y responsabilidad.

Principios Éticos Fundamentales

1. **Autonomía del Paciente**

   - Respetar las decisiones y el libre albedrío del paciente en todo momento.
   - Garantizar que el consentimiento informado sea claro y comprehensivo.

2. **Beneficencia**

   - Actuar siempre en el mejor interés del paciente, priorizando su bienestar físico y emocional.

3. **No Maleficencia**

   - Minimizar riesgos y evitar cualquier daño innecesario.
   - Asegurar un entorno seguro y un manejo profesional de las experiencias desafiantes.

4. **Justicia**

   - Garantizar que la terapia sea accesible y equitativa para diferentes grupos sociales, evitando cualquier tipo de discriminación.

Consentimiento Informado

1. **Contenido del Consentimiento**

   - Explicar los posibles efectos de la psilocibina, tanto positivos como desafiantes.
   - Detallar los riesgos y beneficios del tratamiento, así como las expectativas de la experiencia.
   - Asegurar que el paciente comprenda que la psilocibina no garantiza resultados específicos.

2. **Documentación**

   - Proporcionar un formulario de consentimiento escrito y firmado por ambas partes.
   - Incluir información sobre la confidencialidad, las responsabilidades del terapeuta y los derechos del paciente.

3. **Proceso Continuo**
   - El consentimiento informado no es un evento único, sino un diálogo continuo que se mantiene a lo largo del proceso terapéutico.

Aspectos Legales del Uso de Psilocibina

1. **Panorama Internacional**
   - Países como Países Bajos, Canadá y algunos estados de Estados Unidos (como Oregón y Colorado) han adoptado enfoques progresivos para la legalización o despenalización del uso terapéutico de la psilocibina.
   - En países donde aún está prohibida, la investigación clínica y las licencias especiales son los únicos medios legales para trabajar con esta sustancia.

2. **Regulación en Centros Terapéuticos**
   - En jurisdicciones donde es legal, los centros deben cumplir con regulaciones estrictas sobre la capacitación del personal, las instalaciones y los protocolos de seguridad.
   - Ejemplo: Oregón requiere que los terapeutas completen programas de certificación específicos antes de administrar psilocibina.

3. **Consideraciones para Terapeutas en Países con Restricciones**
   - Explorar oportunidades para participar en ensayos clínicos autorizados.
   - Educarse sobre los avances legales y estar preparados para adaptarse a posibles cambios normativos.

Manejo de la Confidencialidad

1. **Protección de Datos del Paciente**
   - Almacenar toda la información del paciente en sistemas seguros y accesibles solo para el personal autorizado.

2. **Comunicación Discreta**
   - Evitar discutir detalles de las sesiones fuera del entorno terapéutico, incluso con colegas, sin el consentimiento explícito del paciente.

3. **Excepciones Éticas**
   - Informar al paciente de situaciones donde la confidencialidad podría romperse, como en casos de peligro inminente para el paciente o terceros.

Responsabilidades del Terapeuta

1. **Capacitación Continua**

    - Actualizarse constantemente sobre las investigaciones, técnicas y regulaciones relacionadas con la psilocibina.
    - Participar en supervisión profesional y grupos de apoyo para terapeutas.

2. **Límites Profesionales**

    - Evitar cualquier tipo de relación dual con el paciente que pueda comprometer la objetividad o la confianza.
    - Actuar siempre de manera imparcial y ética, manteniendo el enfoque en las necesidades del paciente.

3. **Autocuidado Ético**

    - Reflexionar regularmente sobre las propias motivaciones y emociones como terapeuta para evitar el agotamiento o el sesgo personal.

Abogacía y Educación

1. **Promoción del Uso Responsable**

    - Abogar por la legalización del uso terapéutico de la psilocibina basándose en evidencias científicas y experiencias clínicas.

2. **Educación Pública**

    - Participar en actividades educativas para desestigmatizar el uso de la psilocibina y proporcionar información precisa al público.

3. **Colaboración con Instituciones**

    - Trabajar con universidades, organizaciones de salud y gobiernos para desarrollar políticas y prácticas basadas en la evidencia.

Los aspectos éticos y legales son pilares fundamentales para el uso responsable y efectivo de la psilocibina en contextos terapéuticos. Al adherirse a principios éticos claros y mantenerse informado sobre las normativas vigentes, los terapeutas pueden garantizar que esta herramienta se utilice de manera segura, efectiva y profesional.

En el próximo capítulo, exploraremos los centros terapéuticos en países que ya están implementando el uso de la psilocibina, proporcionando ejemplos prácticos e inspiradores.

Capítulo 13: Centros Terapéuticos que ya usan Psilocibina

El uso terapéutico de la psilocibina está ganando aceptación en diferentes partes del mundo, gracias a la investigación científica, la regulación progresiva y los resultados positivos en pacientes. En este capítulo, exploramos ejemplos destacados de centros terapéuticos que están liderando este movimiento, analizando sus enfoques, logros y contribuciones al avance de la terapia psicodélica.

Países Pioneros en el Uso Terapéutico de la Psilocibina

1. **Canadá**
   - En 2020, el gobierno canadiense permitió el uso de la psilocibina para pacientes terminales bajo excepciones médicas.
   - Centros destacados como **TheraPsil**, en Columbia Británica, ofrecen tratamiento a pacientes con ansiedad existencial y depresión resistente.

2. **Países Bajos**
   - Aunque los hongos psilocibios están prohibidos, los trufas que contienen psilocibina son legales y se utilizan en retiros terapéuticos supervisados.
   - **Synthesis Retreat**, en Ámsterdam, combina psilocibina con terapia integrativa y mindfulness en entornos seguros y controlados.

3. **Estados Unidos**
   - Los estados de Oregón y Colorado han legalizado el uso terapéutico de la psilocibina, estableciendo regulaciones específicas para su administración.
   - Centros como **The Zendo Project** y **MAPS** ofrecen capacitación para terapeutas y supervisan ensayos clínicos autorizados.

4. **Australia**
   - En 2023, la psilocibina fue aprobada para el tratamiento de la depresión resistente y el TEPT bajo regulaciones estrictas.
   - Clínicas como **Mind Medicine Australia** lideran programas terapéuticos innovadores.

Centros Terapéuticos

1. **Synthesis Retreat (Ámsterdam, Países Bajos)**
   - **Enfoque:** Proporciona retiros personalizados que combinan sesiones con psilocibina, yoga, meditación y terapia grupal.
   - **Logros:** Reconocido por su ambiente de lujo y su enfoque integrador, Synthesis ha ayudado a cientos de personas a encontrar claridad y propósito.

2. **TheraPsil (Columbia Británica, Canadá)**
   - **Enfoque:** Especializado en pacientes terminales, con un fuerte énfasis en la aceptación de la mortalidad.
   - **Logros:** Ha liderado iniciativas para educar a los legisladores sobre los beneficios de la psilocibina, influyendo en cambios políticos en Canadá.

3. **MAPS (Multidisciplinary Association for Psychedelic Studies, EE.UU.)**
   - **Enfoque:** Investigación, formación y ensayos clínicos centrados en el TEPT y la depresión.
   - **Logros:** Sus estudios han sido fundamentales para la legalización de la psilocibina en Oregón y Colorado.

4. **Atman Retreat (Jamaica)**
   - **Enfoque:** Ofrece un espacio seguro para explorar experiencias psicodélicas con psilocibina natural, fuera de restricciones legales.
   - **Logros:** Famoso por su enfoque en la espiritualidad y el bienestar integral.

Características Comunes de los Centros Terapéuticos

1. **Entornos Controlados y Agradables**
   - Espacios diseñados para fomentar la tranquilidad y la introspección, con elementos como música relajante, luz tenue y comodidad física.

2. **Equipos Multidisciplinarios**
   - Profesionales capacitados que incluyen psicólogos, psiquiatras, terapeutas y personal de apoyo.

3. **Protocolos Personalizados**
   - Cada sesión se adapta a las necesidades individuales del paciente, desde la selección de dosis hasta las técnicas de integración.

4. **Énfasis en la Integración**

- Todas las experiencias se complementan con sesiones post-sesión para garantizar que los aprendizajes se traduzcan en cambios positivos.

Beneficios Observados en los Centros Terapéuticos

1. **Eficacia Clínica**
   - La mayoría de los pacientes reportan mejoras significativas en su bienestar emocional y mental después de las sesiones con psilocibina.
2. **Transformación Personal**
   - Los pacientes a menudo describen la experiencia como una de las más significativas de sus vidas, ayudándolos a reconectar con ellos mismos y con los demás.
3. **Aceptación Social y Política**
   - Los resultados positivos en estos centros están fomentando un cambio en la percepción pública y acelerando las reformas legales en varios países.

Lecciones para Nuevos Centros Terapéuticos

1. **Priorizar la Seguridad y la Ética**
   - Implementar protocolos estrictos que garanticen la seguridad del paciente y el cumplimiento de las normativas legales.

2. **Enfoque Holístico**
   - Integrar prácticas complementarias, como mindfulness y terapia grupal, para maximizar los beneficios de la psilocibina.

3. **Educación Continua**
   - Capacitar continuamente al personal y participar en investigaciones para mantenerse al día con los avances en la terapia psicodélica.

Los centros terapéuticos que utilizan psilocibina están marcando el camino hacia un nuevo paradigma en la salud mental. A través de sus enfoques innovadores y resultados positivos, están demostrando que la psilocibina puede ser una herramienta transformadora cuando se utiliza de manera segura, ética y responsable. Este capítulo es una invitación a aprender de estos pioneros y a continuar expandiendo las posibilidades de esta terapia.

En el próximo capítulo, exploraremos las fuentes de información confiables y los recursos disponibles para terapeutas interesados en profundizar sus conocimientos sobre la psilocibina.

Capítulo 14: Fuentes de Información

El campo de la terapia con psilocibina está en constante evolución, con investigaciones científicas, estudios clínicos y recursos educativos emergiendo a un ritmo acelerado. Mantenerse actualizado es esencial para los terapeutas interesados en utilizar esta herramienta de manera segura y eficaz. Este capítulo recopila fuentes confiables, bibliografía recomendada y recursos educativos para profundizar en el conocimiento sobre la psilocibina.

Publicaciones Científicas Clave

1. **Investigaciones Pioneras**

   - **"Psilocybin can occasion mystical-type experiences having substantial and sustained personal meaning and spiritual significance"**
     - Autores: Griffiths, R.R., et al. (2006).
     - Estudio innovador que demostró cómo la psilocibina puede inducir experiencias profundamente significativas y transformadoras.

   - **"Psilocybin-assisted therapy for depression: A randomised controlled trial"**
     - Autores: Carhart-Harris, R.L., et al. (2021).
     - Ensayo clínico que destacó la eficacia de la psilocibina en el tratamiento de la depresión resistente.

2. **Revistas Científicas Relevantes**

   - **Journal of Psychopharmacology**: Publicaciones sobre los efectos neuropsicológicos de la psilocibina.
   - **Frontiers in Psychiatry**: Estudios emergentes sobre terapias psicodélicas.
   - **NeuroImage**: Investigación sobre cómo la psilocibina afecta la conectividad cerebral.

Libros Recomendados

1. **"How to Change Your Mind"**
   - Autor: Michael Pollan.
   - Descripción: Una exploración accesible y cautivadora del renacimiento de las terapias psicodélicas, incluyendo un enfoque en la psilocibina.

2. **"The Psychedelic Explorer's Guide"**
   - Autor: James Fadiman.
   - Descripción: Una guía práctica para terapeutas y exploradores interesados en los beneficios terapéuticos de las sustancias psicodélicas.

3. **"Sacred Knowledge: Psychedelics and Religious Experiences"**

- Autor: William A. Richards.
- Descripción: Examina las implicaciones espirituales y terapéuticas de las experiencias con psilocibina.

Organizaciones y Centros de Investigación

1. **MAPS (Multidisciplinary Association for Psychedelic Studies)**
   - Ubicación: Estados Unidos.
   - Recursos: Investigación clínica, formación para terapeutas y avances legales sobre la psilocibina.

2. **Imperial College London - Centre for Psychedelic Research**
   - Ubicación: Reino Unido.
   - Recursos: Estudios sobre el impacto de la psilocibina en la depresión, la ansiedad y el bienestar general.

3. **Johns Hopkins Center for Psychedelic and Consciousness Research**
   - Ubicación: Estados Unidos.
   - Recursos: Ensayos clínicos y estudios sobre la conexión espiritual y el tratamiento de adicciones con psilocibina.

Plataformas Educativas y Conferencias

1. **Plataformas en Línea**
   - **Coursera:** Ofrece cursos relacionados con la psicología psicodélica y la neurociencia.
   - **Synthesis Institute:** Capacitación específica en terapia con psilocibina.
   - **Psilocybin Alpha:** Actualizaciones sobre investigación, legislación y recursos educativos.

2. **Conferencias Internacionales**
   - **Psychedelic Science (MAPS):** Evento global sobre terapias psicodélicas.
   - **Breaking Convention:** Conferencia europea dedicada a las investigaciones sobre psicodélicos.
   - **Horizons: Perspectives on Psychedelics:** Encuentro anual en Nueva York sobre la ciencia, la ética y la cultura psicodélica.

Documentales y Medios Audiovisuales

1. **"Fantastic Fungi"**

- Descripción: Documental visualmente impresionante que explora la biología y las aplicaciones terapéuticas de los hongos psilocibios.

2. **"Magic Medicine"**
    - Descripción: Documental que sigue los ensayos clínicos de psilocibina en pacientes con depresión resistente en el Reino Unido.

3. **"The Mind, Explained" (Episodio Psicodélicos)**
    - Descripción: Serie de Netflix que analiza los efectos de las sustancias psicodélicas en el cerebro.

Grupos y Redes Profesionales

1. **Redes de Terapeutas**
    - **Fluence:** Organización que ofrece formación y redes de apoyo para terapeutas interesados en la terapia psicodélica.
    - **Therapsil:** Comunidad de terapeutas en Canadá centrada en el uso ético y profesional de la psilocibina.

2. **Foros y Comunidades en Línea**
    - **Reddit (r/Psychonaut):** Comunidad para compartir experiencias y conocimientos.
    - **Bluelight:** Foro centrado en el intercambio de información científica y experiencial sobre sustancias psicodélicas.

Investigaciones Emergentes y Bibliografía Adicional

1. **Bases de Datos Científicas**
    - **PubMed:** Amplia colección de estudios revisados por pares sobre psilocibina y terapias relacionadas.
    - **ResearchGate:** Acceso a publicaciones y redes de investigadores.

2. **Bibliografía Adicional para Profundizar**
    - **"Plant Medicines, Healing and Psychedelic Science"** - Beatriz Caiuby Labate & Clancy Cavnar.
    - **"The Doors of Perception"** - Aldous Huxley (lectura clásica que explora la conciencia y las sustancias psicodélicas).

Anexo: Herramientas Prácticas y Recursos Complementarios

El anexo de este manual está diseñado para proporcionar herramientas prácticas que complementen la implementación de la terapia con psilocibina. Incluye cuestionarios de evaluación, ejemplos clínicos detallados, mapas conceptuales y un glosario de términos. Este apartado es un recurso valioso para terapeutas que buscan aplicar los conocimientos del libro de manera efectiva en sus prácticas.

Cuestionarios de Evaluación

Los cuestionarios son esenciales para evaluar el estado inicial del paciente y monitorear su progreso durante el proceso terapéutico.

1. **Cuestionario Inicial de Evaluación Psicológica**
    - **Propósito:** Evaluar el estado mental y emocional del paciente antes de iniciar la terapia.
    - **Ejemplo:**

Sección 1: Antecedentes Personales

1. **Datos Básicos del Paciente**
    - Nombre completo: _____
    - Edad: _____
    - Género: _____
    - Ocupación: _____
    - Estado civil: _____

2. **Historia Familiar**
    - ¿Existe algún antecedente familiar de enfermedades mentales (por ejemplo, depresión, ansiedad, esquizofrenia)?
        - Sí / No
        - En caso afirmativo, especifique: _____

    - ¿Algún miembro de su familia ha tenido experiencias significativas con sustancias psicodélicas?
        - Sí / No
        - En caso afirmativo, describa brevemente: _____

3. **Educación y Conocimiento sobre Psilocibina**
    - ¿Qué sabe acerca de la psilocibina y sus aplicaciones terapéuticas?

- Nada / Poco / Moderado / Mucho
- ¿Cómo se enteró de esta terapia?
    - Recomendación médica / Amigos / Investigación propia / Otros: _____

Sección 2: Estado de Salud Física y Mental

1. **Historial Médico**

    - ¿Tiene alguna enfermedad crónica diagnosticada (por ejemplo, diabetes, hipertensión, enfermedades cardíacas)?
        - Sí / No
        - En caso afirmativo, especifique: _____
    - ¿Está tomando algún medicamento actualmente?
        - Sí / No
        - En caso afirmativo, liste los medicamentos y su propósito: _____

2. **Historial de Salud Mental**

    - ¿Ha sido diagnosticado con algún trastorno mental (depresión, ansiedad, TEPT, etc.)?
        - Sí / No
        - En caso afirmativo, detalle el diagnóstico y el tiempo que lleva con él: _____
    - ¿Ha recibido tratamiento para problemas de salud mental anteriormente?
        - Sí / No
        - Si la respuesta es afirmativa, especifique el tipo de tratamiento (medicación, terapia psicológica, etc.) y sus resultados: _____

3. **Evaluación del Bienestar Actual**

    - En una escala del 1 al 10, ¿cómo calificaría su bienestar emocional actual?
        - (1 = Muy bajo, 10 = Excelente): _____
    - ¿Está experimentando actualmente síntomas como ansiedad, tristeza persistente, insomnio o falta de motivación?
        - Sí / No
        - Si la respuesta es afirmativa, detalle los síntomas y su duración: _____

4. **Evaluación de Riesgos**
    - ¿Tiene antecedentes de ideación suicida o autolesiones?
        - Sí / No
        - En caso afirmativo, detalle las circunstancias y el tiempo transcurrido desde el último episodio: _____
    - ¿Sufre de alguna condición médica que pueda aumentar los riesgos asociados con la psilocibina (como epilepsia, presión arterial elevada no controlada, etc.)?
        - Sí / No
        - Si la respuesta es afirmativa, explique:
          _____

Sección 3: Expectativas y Motivaciones

1. **Razones para Participar en la Terapia**
    - ¿Por qué está interesado en la terapia con psilocibina?
        - Reducir la depresión / Ansiedad / Procesar un trauma / Buscar crecimiento personal / Otro: _____

2. **Metas Específicas**
    - ¿Qué espera lograr con esta terapia?
    - ¿Tiene algún temor o duda acerca de la terapia?
        - Sí / No
        - En caso afirmativo, especifique:
          _____

3. **Conexión Personal y Espiritualidad**
    - ¿Ha experimentado alguna crisis existencial o pérdida de propósito en la vida?
        - Sí / No
        - Si la respuesta es afirmativa, explique cómo afecta su día a día:
          _____
    - ¿Tiene algún sistema de creencias, religión o práctica espiritual que considere relevante para esta terapia?
        - Sí / No
        - En caso afirmativo, describa brevemente:
          _____

Sección 4: Experiencia Previa con Sustancias Psicoactivas

1. **Historial de Uso de Sustancias Psicoactivas**
    - ¿Ha consumido alguna sustancia psicodélica anteriormente (psilocibina, LSD, ayahuasca, etc.)?

- Sí / No
  - Si la respuesta es afirmativa, detalle la(s) sustancia(s), frecuencia y experiencias generales: _____
- ¿Tiene experiencia con sustancias recreativas (alcohol, cannabis, otros)?
  - Sí / No
  - Especifique: _____

2. **Experiencias Previas**

- Si ha consumido psicodélicos antes, ¿tuvo experiencias positivas, negativas o mixtas?
  - Positivas / Negativas / Mixtas
- ¿Alguna vez experimentó ansiedad o pánico durante una experiencia psicodélica?
  - Sí / No
  - En caso afirmativo, detalle la situación: _____

3. **Preparación Personal**

- ¿Está dispuesto a seguir las recomendaciones del terapeuta para prepararse antes de la sesión (dieta, descanso, etc.)?
  - Sí / No

Sección 5: Aspectos Prácticos y Logísticos

1. **Disponibilidad y Tiempo**

- ¿Tiene disponibilidad para asistir a todas las sesiones de preparación, terapia y post-terapia requeridas?
  - Sí / No
- ¿Tiene compromisos que puedan interferir con el proceso terapéutico?
  - Sí / No
  - En caso afirmativo, especifique: _____

2. **Red de Apoyo**

- ¿Tiene un sistema de apoyo (amigos, familiares) que pueda ayudarlo durante este proceso?
  - Sí / No
  - En caso afirmativo, describa brevemente: _____

3. **Expectativas Post-Terapia**
    - ¿Está dispuesto a participar en sesiones de integración después de la experiencia con psilocibina?
        - Sí / No
    - ¿Qué medidas tomaría para aplicar los aprendizajes de la terapia en su vida diaria?

_____

Firma del Paciente: _____
Firma del Terapeuta: _____
Fecha: _____

Este cuestionario proporciona una evaluación integral para determinar la idoneidad del paciente para la terapia con psilocibina. Las respuestas deben ser revisadas cuidadosamente por el terapeuta para diseñar un plan de tratamiento personalizado que priorice la seguridad y el bienestar del paciente. La información recopilada también será útil para identificar posibles riesgos y establecer expectativas claras sobre los resultados del tratamiento.

Escala de Intensidad Emocional Post-Sesión

- **Propósito:** Ayudar al paciente a reflexionar sobre las emociones vividas durante la sesión.

Estructura de la Escala

La escala se divide en las siguientes secciones:

1. Evaluación de la Intensidad Emocional General
2. Identificación de Emociones Predominantes
3. Impacto de los Insights y Visiones
4. Exploración de Conexión Personal y Espiritual
5. Reflexión sobre el Sentido y Propósito
6. Sugerencias y Observaciones del Paciente

Sección 1: Evaluación de la Intensidad Emocional General

El paciente evalúa la intensidad de las emociones vividas durante la sesión utilizando una escala del 1 al 10:

- **1-2:** Emociones leves, con poco impacto emocional.
- **3-4:** Emociones moderadas, con un impacto limitado en la introspección.
- **5-6:** Emociones intensas, generadoras de reflexiones significativas.
- **7-8:** Emociones profundamente transformadoras, pero manejables.
- **9-10:** Emociones extremadamente intensas y transformadoras, a veces desafiantes de procesar.

Ejercicio:
"Califique la intensidad general de sus emociones durante la sesión: _____"

Preguntas de Apoyo:

1. ¿En qué momento de la experiencia sintió la mayor intensidad emocional?
2. ¿Fue la intensidad positiva, desafiante o una combinación de ambas?

Sección 2: Identificación de Emociones Predominantes

Esta sección permite al paciente identificar las emociones principales experimentadas durante la sesión. Estas emociones pueden clasificarse en tres categorías:

1. **Emociones Positivas:**
    - Amor, gratitud, alegría, esperanza, paz.
2. **Emociones Desafiantes:**
    - Miedo, tristeza, ira, culpa, ansiedad.
3. **Emociones Mixtas:**

- Confusión, asombro, vulnerabilidad.

Ejercicio:
"Seleccione las emociones predominantes que experimentó y describa brevemente cómo se manifestaron."

Preguntas de Apoyo:
1. ¿Qué emoción considera que fue más significativa durante su experiencia?
2. ¿Hubo alguna emoción inesperada? ¿Cómo la manejó?

Sección 3: Impacto de los Insights y Visiones

Durante las sesiones con psilocibina, los pacientes suelen tener insights o visiones que pueden ser emocionales, simbólicos o introspectivos. Esta sección mide el impacto de estos momentos.

Escala de Impacto:
- **1:** Sin insights o visiones significativas.
- **2-3:** Insights o visiones leves, sin impacto emocional duradero.
- **4-6:** Insights moderados, generadores de reflexiones importantes.
- **7-8:** Insights profundos, emocionalmente intensos y transformadores.
- **9-10:** Insights profundamente reveladores con un impacto significativo en la percepción personal o espiritual.

Ejercicio:
"Describe el insight o visión más significativo que experimentaste durante la sesión. ¿Cómo crees que puede influir en tu vida diaria?"

Preguntas de Apoyo:
1. ¿Qué temas o símbolos fueron más recurrentes en tus visiones?
2. ¿Hubo algún mensaje o significado personal que reconocieras?

Sección 4: Exploración de Conexión Personal y Espiritual

La psilocibina puede facilitar una conexión profunda con uno mismo, con otras personas o con algo trascendental. Esta sección evalúa la magnitud y calidad de esa conexión.

Ejercicio:
"Responde las siguientes preguntas según lo que experimentaste durante la sesión:
1. ¿Sentiste una conexión profunda contigo mismo? (1-10): _____
2. ¿Sentiste una conexión significativa con otras personas o el universo? (1-10): _____
3. ¿Experimentaste una sensación de disolución del ego o unión universal? (1-10): _____"

Preguntas de Reflexión:
1. ¿Cómo describirías esa conexión? ¿Fue reconfortante, desafiante o ambas cosas?
2. ¿Te proporcionó algún sentido de propósito o claridad?

Sección 5: Reflexión sobre el Sentido y Propósito

Esta sección permite al paciente articular cómo la sesión ha influido en su percepción de la vida y el propósito personal.

Ejercicio:
"Describe brevemente cómo te sientes respecto a tu vida y propósito después de la sesión. ¿Ha cambiado tu perspectiva en algún aspecto?"

Preguntas de Apoyo:
1. ¿Qué aprendizaje importante crees que puedes aplicar en tu vida diaria?
2. ¿La experiencia te proporcionó claridad sobre algo que antes te preocupaba?

Sección 6: Sugerencias y Observaciones del Paciente

El paciente puede expresar sus opiniones, sugerencias o cualquier aspecto de la experiencia que considere relevante.

Ejercicio:
"Escribe cualquier observación adicional que desees compartir sobre tu experiencia."

Análisis e Interpretación de la Escala

1. **Identificación de Patrones Emocionales:**
   - Analiza qué emociones predominaron y en qué intensidad.
   - Identifica posibles desafíos que necesiten un enfoque adicional durante la integración.
2. **Insights Claves:**
   - Registra los insights o visiones significativas y cómo el paciente las interpreta.
3. **Evaluación de la Conexión:**
   - Observa cómo el paciente describe su conexión personal, emocional y espiritual.

La **Escala de Intensidad Emocional Post-Sesión** es una herramienta esencial para capturar y analizar las experiencias emocionales del paciente tras la terapia con psilocibina. Este enfoque estructurado permite al terapeuta y al paciente reflexionar juntos sobre las emociones vividas, ayudando a transformar la experiencia en un catalizador para el crecimiento personal y la sanación duradera.

Cuestionario de Integración

Este **Cuestionario de Integración** está diseñado para ser utilizado en las sesiones posteriores al uso de la psilocibina. Proporciona un marco para evaluar las percepciones del paciente, las emociones predominantes, los desafíos y las oportunidades de crecimiento. Su enfoque es introspectivo y práctico, fomentando un diálogo constructivo entre el paciente y el terapeuta.

La integración es una fase crucial en el proceso terapéutico con psilocibina. Es el momento en el que los pacientes reflexionan sobre las experiencias vividas durante la sesión y trabajan para aplicar los aprendizajes en su vida diaria. Un cuestionario de integración estructurado ayuda a organizar estas reflexiones, guiando tanto al paciente como al terapeuta en la transformación de insights y emociones en cambios significativos y sostenibles.

Objetivos del Cuestionario

1. **Facilitar la Reflexión:**
   Ayudar al paciente a procesar y articular los aspectos más significativos de su experiencia psicodélica.

2. **Identificar Áreas Clave:**
   Destacar aprendizajes, emociones y patrones que puedan ser trabajados en las sesiones de seguimiento.

3. **Fomentar la Aplicación Práctica:**
   Guiar al paciente en la implementación de cambios positivos en su vida diaria basados en los insights obtenidos.

4. **Apoyar al Terapeuta:**
   Proporcionar una herramienta estructurada para evaluar el progreso del paciente y adaptar el tratamiento según sea necesario.

Estructura del Cuestionario

El cuestionario se divide en las siguientes secciones:

1. **Percepciones Generales de la Experiencia**
2. **Insights Claves y Aprendizajes**
3. **Procesamiento de Emociones**
4. **Desafíos Experimentados y Manejo de Dificultades**
5. **Conexión con el Propósito y Valores Personales**
6. **Acciones y Cambios Posteriores a la Sesión**
7. **Apoyo y Seguimiento**

Sección 1: Percepciones Generales de la Experiencia

Esta sección evalúa la perspectiva general del paciente sobre la experiencia con psilocibina.

1. **Cómo Calificarías Tu Experiencia en General?**
   - Escoge una palabra que describa mejor tu experiencia: Transformadora, Desafiante, Reveladora, Conmovedora, o Otra.
   - ¿Consideras que la experiencia cumplió con tus expectativas iniciales?
     - Sí / No / En parte
   - ¿Cómo describirías el impacto global de esta experiencia en tu vida?
2. **Reflexiones Iniciales:**
   - ¿Qué fue lo más significativo de la experiencia para ti?
   - ¿Cómo cambió tu perspectiva sobre ti mismo, los demás o el mundo?

Sección 2: Insights Claves y Aprendizajes

La psilocibina frecuentemente genera insights profundos y reflexiones personales. Esta sección ayuda a identificar y explorar esos momentos.

1. **Describe un Insight Clave que Obtuvieras Durante la Sesión:**
   - ¿Cuál fue el contexto de ese insight?
   - ¿Qué emociones o pensamientos lo acompañaron?
2. **Aplicación de Aprendizajes:**
   - ¿Qué relevancia tiene ese insight en tu vida actual?
   - ¿Cómo planeas aplicar ese aprendizaje en tu día a día?
3. **Perspectivas Nuevas:**
   - ¿Surgieron ideas o reflexiones sobre temas que nunca habías considerado antes?
   - ¿Identificaste algún patrón de pensamiento o comportamiento que necesitas cambiar?

Sección 3: Procesamiento de Emociones

Las sesiones con psilocibina pueden provocar una amplia gama de emociones, desde alegría y paz hasta miedo o tristeza. Esta sección ayuda al paciente a procesar esas emociones.

1. **Emociones Predominantes:**
   - ¿Qué emociones experimentaste con mayor intensidad?
     - Amor / Tristeza / Miedo / Gratitud / Otra: _____
   - ¿Estas emociones estaban relacionadas con recuerdos, visiones o introspecciones?
2. **Liberación Emocional:**
   - ¿Sentiste que liberaste alguna emoción reprimida?
   - ¿Qué impacto tuvo esa liberación en tu estado emocional actual?

3. **Manejo de Emociones Difíciles:**
    - Si enfrentaste emociones desafiantes, ¿cómo las manejaste?
    - ¿Qué aprendiste al atravesar esas emociones?

Sección 4: Desafíos Experimentados y Manejo de Dificultades

Aunque las experiencias con psilocibina pueden ser profundamente positivas, a veces incluyen momentos desafiantes. Esta sección permite explorar esos retos.

1. **Descripción de los Desafíos:**
    - ¿Hubo algún momento durante la sesión que te resultara difícil o incómodo?
    - ¿Cómo te sentiste durante ese momento?
2. **Lecciones de los Desafíos:**
    - ¿Qué aprendiste al enfrentarte a esas dificultades?
    - ¿Te ayudaron esos momentos a comprender mejor algún aspecto de tu vida?
3. **Soporte del Terapeuta:**
    - ¿Sientes que el terapeuta te apoyó adecuadamente durante esos momentos desafiantes?
    - ¿Qué más podría haberte ayudado en ese momento?

Sección 5: Conexión con el Propósito y Valores Personales

La psilocibina puede despertar un sentido renovado de propósito y conexión. Esta sección profundiza en cómo esa experiencia afecta los valores y objetivos del paciente.

1. **Conexión con el Propósito:**
    - ¿Tu experiencia te ayudó a descubrir o reconectar con tu propósito en la vida?
    - ¿Cómo describirías ese propósito?
2. **Valores Personales:**
    - ¿Identificaste valores importantes que no habías considerado antes?
    - ¿Cómo puedes vivir de manera más alineada con esos valores?
3. **Cambios en la Prioridad de la Vida:**
    - ¿Tu experiencia cambió la forma en que priorizas aspectos como la familia, el trabajo, o el autocuidado?

Sección 6: Acciones y Cambios Posteriores a la Sesión

La integración incluye la implementación de cambios prácticos basados en los aprendizajes de la experiencia.

1. **Acciones Concretas:**
   - ¿Qué pasos específicos has tomado desde la sesión para aplicar tus aprendizajes?
   - ¿Qué obstáculos has enfrentado al intentar realizar esos cambios?
2. **Impacto en la Vida Diaria:**
   - ¿Qué cambios has notado en tus relaciones, estado emocional o patrones de pensamiento?
   - ¿Cómo ha influido la experiencia en tu rutina diaria?
3. **Metas Futuras:**
   - ¿Qué objetivos a corto y largo plazo te gustaría alcanzar como resultado de esta experiencia?
   - ¿Qué recursos o apoyo necesitas para lograr esos objetivos?

Sección 7: Apoyo y Seguimiento

El seguimiento continuo es clave para una integración exitosa. Esta sección evalúa las necesidades del paciente en términos de apoyo adicional.

1. **Red de Apoyo:**
   - ¿Sientes que tienes personas en tu vida que te apoyan en este proceso?
   - ¿Cómo podrían ayudarte más esas personas?
2. **Necesidades de Seguimiento:**
   - ¿Qué tipo de apoyo sientes que necesitas del terapeuta?
   - ¿Crees que más sesiones de integración serían útiles?
3. **Reflexión Final:**
   - ¿Hay algo más que quisieras compartir sobre tu experiencia o sobre cómo te sientes después de la sesión?

El **Cuestionario de Integración** es una herramienta valiosa para transformar la experiencia psicodélica en crecimiento personal y sanación duradera. Al proporcionar una estructura clara para la reflexión y el seguimiento, ayuda tanto al paciente como al terapeuta a maximizar el impacto positivo de la terapia con psilocibina.

Ejemplos Clínicos en Terapia con Psilocibina

La terapia con psilocibina ha demostrado ser una herramienta poderosa para tratar diversas condiciones psicológicas, emocionales y espirituales. A través de ejemplos clínicos reales o simulados, es posible ilustrar cómo esta sustancia actúa en distintos contextos y cómo los terapeutas pueden manejar las experiencias para maximizar los beneficios para los pacientes. Estos casos ofrecen un enfoque práctico y aplicable para terapeutas interesados en incorporar la psilocibina en su práctica profesional.

A continuación, se presentan ejemplos detallados de casos clínicos que abarcan diferentes aplicaciones terapéuticas de la psilocibina, divididos en categorías clave: depresión resistente al tratamiento, ansiedad existencial en pacientes terminales, adicciones, trastorno de estrés postraumático (TEPT), y crecimiento personal.

Caso 1: Depresión Resistente al Tratamiento

Perfil del Paciente

- **Nombre:** Carla (nombre ficticio)
- **Edad:** 42 años
- **Condición:** Depresión severa resistente al tratamiento durante 8 años.
- **Historial:**
    - Ha probado múltiples antidepresivos y terapias cognitivo-conductuales sin resultados significativos.
    - Reporta sentimientos constantes de inutilidad y desesperanza.

Intervención

- **Preparación:**
    - Dos sesiones iniciales con el terapeuta para establecer confianza, revisar expectativas y explicar el proceso.
    - Carla identificó como objetivo principal reconectar con un sentido de propósito y aliviar su sensación de estancamiento emocional.
- **Dosis Administrada:**
    - 2.5 g de psilocibina en un entorno controlado, con música relajante y apoyo continuo del terapeuta.

Desarrollo de la Sesión

Durante la sesión, Carla describió un viaje emocional intenso:

1. **Inicio:** Una sensación de apertura y curiosidad, acompañada de visiones coloridas.
2. **Pico:** Experimentó una profunda introspección, enfrentándose a recuerdos dolorosos de la infancia relacionados con la falta de aceptación. Carla sintió una conexión con una versión más joven de sí misma, lo que describió como "verme con compasión por primera vez."
3. **Descenso:** Sintió una sensación de alivio y ligereza, acompañada de lágrimas de liberación.

Resultados

En las semanas siguientes, Carla reportó una disminución significativa de los síntomas depresivos. Durante las sesiones de integración, trabajó en ejercicios para reforzar la autocompasión y desarrollar un sentido renovado de propósito. A los tres meses, expresó que su vida "tenía sentido por primera vez en años."

Caso 2: Ansiedad Existencial en Pacientes Terminales

Perfil del Paciente

- **Nombre:** Juan (nombre ficticio)
- **Edad:** 68 años
- **Condición:** Ansiedad severa tras el diagnóstico de cáncer terminal.
- **Historial:**
    - Experimentaba miedo a la muerte, insomnio y un sentimiento constante de aislamiento.

Intervención

- **Preparación:**

    - Tres sesiones preparatorias centradas en explorar sus temores y expectativas para la experiencia psicodélica.
    - Se introdujo el concepto de aceptación y trascendencia para reducir el miedo.
- **Dosis Administrada:**
    - 3.5 g de psilocibina en un entorno natural, acompañado de música suave y guía terapéutica.

Desarrollo de la Sesión

1. **Inicio:** Juan describió una sensación de expansión mental y una conexión con su entorno.
2. **Pico:** Experimentó lo que él llamó "una fusión con el universo," sintiendo que su existencia continuaría más allá de su cuerpo físico. Relató haber "entendido la muerte como un proceso natural, no como un final."
3. **Descenso:** Sintió paz y gratitud, y describió haber "perdonado" a personas importantes en su vida.

Resultados

En las semanas posteriores, Juan reportó una disminución significativa de su ansiedad y una mayor capacidad para disfrutar el tiempo que le quedaba con sus seres queridos. La terapia con psilocibina le permitió aceptar su mortalidad y enfocarse en vivir plenamente.

Caso 3: Tratamiento de Adicciones

Perfil del Paciente

- **Nombre:** Laura (nombre ficticio)
- **Edad:** 35 años
- **Condición:** Adicción al alcohol durante 12 años.
- **Historial:**
    - Intentos fallidos en programas de desintoxicación y terapia grupal.
    - Laura buscaba una solución "diferente" porque sentía que las opciones tradicionales no abordaban sus problemas emocionales subyacentes.

Intervención

- **Preparación:**
    - Tres sesiones de preparación para explorar los desencadenantes emocionales de su adicción. Laura identificó el sentimiento de vacío como un tema central en su vida.
- **Dosis Administrada:**
    - Sesión inicial con 2 g de psilocibina, seguida de dos sesiones adicionales de menor dosis (1 g cada una) para reforzar el proceso.

Desarrollo de la Sesión

1. **Inicio:** Laura experimentó una sensación de introspección profunda, enfrentándose a su dependencia emocional del alcohol.
2. **Pico:** Vio imágenes simbólicas de una versión de sí misma encadenada, que identificó como su adicción. En el proceso, experimentó una sensación de liberación emocional al "romper esas cadenas" y sentir que podía ser libre.
3. **Descenso:** Laura sintió un profundo amor por sí misma y describió la experiencia como "reconectar con mi verdadera identidad."

Resultados

En las semanas siguientes, Laura reportó un menor deseo de consumir alcohol y comenzó a implementar hábitos positivos como ejercicio y meditación. Después de seis meses, seguía abstinente y trabajaba activamente en sus emociones a través de terapia semanal.

Caso 4: Trastorno de Estrés Postraumático (TEPT)

Perfil del Paciente

- **Nombre:** Andrés (nombre ficticio)
- **Edad:** 30 años
- **Condición:** TEPT relacionado con experiencias traumáticas durante el servicio militar.
- **Historial:**
    - Flashbacks frecuentes, insomnio y sentimientos de desconexión emocional.

Intervención
- **Preparación:**
    - Cuatro sesiones previas de preparación centradas en crear un ambiente seguro y en explorar los recuerdos traumáticos desde una perspectiva terapéutica.

Dosis Administrada:
- 2.5 g de psilocibina en un entorno cuidadosamente controlado con apoyo continuo del terapeuta.

Desarrollo de la Sesión
1. **Inicio:** Andrés describió un aumento en su sensibilidad emocional y una sensación de curiosidad sobre los recuerdos reprimidos.
2. **Pico:** Revivió escenas traumáticas de forma vívida, pero con el apoyo del terapeuta, las reinterpretó como experiencias que ya no lo definían. Describió haber sentido "una liberación del peso emocional" que llevaba cargando durante años.
3. **Descenso:** Experimentó un profundo alivio y una sensación de paz consigo mismo.

Resultados

Durante las sesiones de integración, Andrés trabajó en estrategias para manejar los desencadenantes de sus flashbacks. A los tres meses, reportó una mejora significativa en la calidad de su sueño y un aumento en su capacidad para expresar emociones.

Caso 5: Crecimiento Personal

Perfil del Paciente
- **Nombre:** Sofía (nombre ficticio)
- **Edad:** 28 años
- **Condición:** Búsqueda de propósito y crecimiento personal.
- **Historial:**
    - No presentaba trastornos psicológicos diagnosticados, pero sentía una desconexión con sus objetivos y valores.

Intervención
- **Preparación:**
    - Dos sesiones para identificar áreas de enfoque, como fortalecer su autoestima y clarificar sus metas personales.
- **Dosis Administrada:**
    - 1.5 g de psilocibina en un entorno relajado y amigable.

Desarrollo de la Sesión
1. **Inicio:** Sofía experimentó una sensación de gratitud y alegría al reflexionar sobre aspectos positivos de su vida.

2. **Pico:** Tuvo una serie de visiones simbólicas relacionadas con sus metas futuras, que describió como "ver versiones de mí misma logrando cosas que nunca imaginé posibles."
3. **Descenso:** Sintió motivación y claridad, describiendo la experiencia como "un despertar de mi verdadero potencial."

Caso 6: Ansiedad Generalizada

Perfil del Paciente

- **Nombre:** Alejandro (nombre ficticio)
- **Edad:** 36 años
- **Condición:** Ansiedad generalizada que afecta su desempeño laboral y personal.
- **Historial:**
    - Lleva más de cinco años con síntomas persistentes como preocupación excesiva, tensión muscular e insomnio.
    - Ha probado técnicas de relajación y terapia cognitivo-conductual, pero con mejoras limitadas.

Intervención

- **Preparación:**
    - Tres sesiones iniciales para explorar sus temores y creencias limitantes.
    - Identificación de objetivos: disminuir los pensamientos intrusivos y aprender a vivir en el presente.
- **Dosis Administrada:**
    - 2 g de psilocibina en un entorno controlado con música ambiental relajante.

Desarrollo de la Sesión

1. **Inicio:** Alejandro sintió una relajación física profunda acompañada de visiones abstractas y una mayor conexión con su respiración.
2. **Pico:** Tuvo una experiencia emocional intensa al enfrentarse a sus preocupaciones habituales, que describió como "verlas desde fuera, sin sentirme atrapado por ellas."
3. **Descenso:** Experimentó calma y claridad, con un sentimiento de "ligereza" que no había sentido en años.

Resultados

Tras la sesión, Alejandro reportó una disminución significativa de su ansiedad y una mayor habilidad para manejar pensamientos intrusivos. Durante la integración, adoptó prácticas como la meditación diaria y la atención plena, lo que reforzó los resultados positivos de la sesión.

Caso 7: Trastorno Obsesivo-Compulsivo (TOC)

Perfil del Paciente

- **Nombre:** Mariana (nombre ficticio)
- **Edad:** 29 años
- **Condición:** TOC moderado con pensamientos obsesivos relacionados con la limpieza y el control.
- **Historial:**
    - Mariana ha estado en terapia cognitivo-conductual y medicación durante dos años, pero sigue experimentando episodios de estrés severo.

Intervención

- **Preparación:**
    - Cuatro sesiones preparatorias centradas en ayudar a Mariana a explorar la raíz emocional de sus compulsiones.
    - Aclaración de expectativas sobre la psilocibina: no eliminar los síntomas de inmediato, sino facilitar un enfoque más saludable hacia ellos.
- **Dosis Administrada:**
    - 2.5 g de psilocibina en un entorno terapéutico.

Desarrollo de la Sesión

1. **Inicio:** Mariana comenzó con una sensación de intranquilidad, pero gradualmente se relajó y experimentó visiones relacionadas con su infancia.
2. **Pico:** Describió un "diálogo interno" donde entendió que sus compulsiones eran intentos de controlar el miedo al caos. Esto llevó a una experiencia catártica de liberación emocional.
3. **Descenso:** Sintió gratitud y una conexión profunda consigo misma.

Resultados

En las semanas posteriores, Mariana reportó una reducción en la intensidad de sus compulsiones. Durante las sesiones de integración, trabajó en aceptar la incertidumbre como parte de la vida, lo que la ayudó a manejar sus síntomas de manera más efectiva.

Caso 8: Duelo Prolongado

Perfil del Paciente

- **Nombre:** Roberto (nombre ficticio)
- **Edad:** 52 años
- **Condición:** Duelo no resuelto tras la pérdida de su esposa hace cuatro años.
- **Historial:**
    - Roberto describe sentimientos de culpa, aislamiento y falta de propósito.
    - Ha evitado hablar sobre su dolor en profundidad y rechaza actividades sociales.

Intervención
- **Preparación:**
    - Tres sesiones preparatorias enfocadas en establecer confianza y explorar los aspectos más difíciles de su duelo.
- **Dosis Administrada:**
    - 3 g de psilocibina en un entorno controlado con énfasis en el apoyo emocional.

Desarrollo de la Sesión
1. **Inicio:** Roberto sintió una oleada de tristeza profunda, seguida de visiones relacionadas con momentos felices junto a su esposa.
2. **Pico:** Tuvo una experiencia simbólica donde su esposa apareció en su visión, "diciéndole" que estaba bien dejar ir su culpa y continuar con su vida.
3. **Descenso:** Experimentó una sensación de liberación y paz emocional.

Resultados
Roberto expresó que, por primera vez en años, pudo hablar abiertamente sobre su duelo durante la integración. Gradualmente, comenzó a retomar actividades que disfrutaba antes y a reconectar con amigos y familiares.

Caso 9: Trastorno Alimentario (Anorexia Nerviosa)

Perfil del Paciente
- **Nombre:** Valeria (nombre ficticio)
- **Edad:** 24 años
- **Condición:** Anorexia nerviosa con pensamientos persistentes sobre el control del peso y la alimentación.
- **Historial:**
    - Ha recibido terapia psicológica y nutricional, pero con progreso limitado.
    - Valeria expresó sentirse desconectada de su cuerpo y de sus emociones.

Intervención
- **Preparación:**
    - Cuatro sesiones centradas en explorar la relación de Valeria con su cuerpo y las emociones detrás de su necesidad de control.
- **Dosis Administrada:**
    - 1.5 g de psilocibina en una sesión inicial para facilitar introspección, con planes para sesiones futuras de mayor dosis.

Desarrollo de la Sesión
1. **Inicio:** Valeria describió sensaciones físicas intensas y una reconexión gradual con su cuerpo.

2. **Pico:** Experimentó una visión donde veía su cuerpo como "un aliado en lugar de un enemigo," lo que describió como profundamente liberador.
3. **Descenso:** Sintió un amor renovado por sí misma y describió haber "perdonado" los juicios que había impuesto a su cuerpo.

Resultados

En las semanas posteriores, Valeria mostró mayor disposición para trabajar en su recuperación. Durante la integración, exploró prácticas como el yoga y la meditación corporal, lo que reforzó su conexión positiva con su cuerpo.

Caso 10: Burnout y Estrés Crónico

Perfil del Paciente

- **Nombre:** Claudia (nombre ficticio)
- **Edad:** 40 años
- **Condición:** Burnout severo relacionado con el trabajo, acompañado de síntomas de estrés crónico como insomnio y fatiga.
- **Historial:**
    - Claudia trabaja más de 60 horas a la semana y describe sentirse atrapada en un ciclo de agotamiento y falta de satisfacción.

Intervención

- **Preparación:**
    - Tres sesiones iniciales para identificar fuentes de estrés y explorar alternativas para encontrar equilibrio en su vida.
- **Dosis Administrada:**
    - 2 g de psilocibina en un entorno terapéutico tranquilo.

Desarrollo de la Sesión

1. **Inicio:** Claudia experimentó visiones relacionadas con su rutina diaria y los patrones de pensamiento que contribuían a su agotamiento.
2. **Pico:** Describió una experiencia simbólica donde se veía rompiendo cadenas que representaban su dedicación excesiva al trabajo. Experimentó un momento de claridad sobre la necesidad de priorizar su bienestar.
3. **Descenso:** Sintió una sensación de calma y determinación para hacer cambios significativos en su vida.

Resultados

En las semanas siguientes, Claudia implementó límites más claros en su horario laboral y comenzó a dedicar tiempo a actividades personales. Durante la integración, trabajó en mantener hábitos saludables y explorar nuevas formas de encontrar propósito fuera del trabajo.

Mapas Conceptuales

Mapa de la Experiencia con Psilocibina

El mapa de la experiencia con psilocibina es una herramienta visual y conceptual diseñada para ayudar a terapeutas y pacientes a comprender las diferentes etapas del viaje psicodélico. Este modelo proporciona una guía clara sobre lo que se puede esperar en cada fase, los elementos clave que influyen en la experiencia y cómo manejar cada momento de manera efectiva.

La experiencia con psilocibina es profundamente subjetiva y puede variar en función de factores como la dosis, el entorno, el estado mental del paciente (set) y el apoyo del terapeuta. Aun así, la mayoría de las experiencias comparten ciertas características comunes que pueden dividirse en fases. Este mapa conceptual no solo describe estas fases, sino que también sugiere intervenciones y estrategias específicas para maximizar los beneficios terapéuticos en cada etapa.

Estructura del Mapa Conceptual

El mapa de la experiencia con psilocibina se divide en **cinco fases principales**:

1. **Preparación y Pre-Sesión**
    - Factores clave: Set, setting y orientación inicial.
2. **Inicio de la Experiencia**
    - Factores clave: Alteración sensorial, introspección inicial y seguridad emocional.
3. **Pico de la Experiencia**
    - Factores clave: Disolución del ego, visiones profundas y emociones intensas.
4. **Descenso y Reflexión**
    - Factores clave: Integración emocional y reconexión con la realidad.
5. **Post-Sesión e Integración**
    - Factores clave: Reflexión, cambios de vida y soporte continuo.

Cada una de estas fases incluye componentes emocionales, físicos y psicológicos que interactúan para formar una experiencia terapéutica única.

1. Preparación y Pre-Sesión

Objetivo de esta Fase

Crear un entorno seguro y receptivo que prepare al paciente para la experiencia. Esto incluye trabajar en el set y el setting, así como establecer metas claras y expectativas realistas.

Elementos Clave

1. **Set (Mentalidad del Paciente):**
    - Explorar el estado emocional y mental del paciente antes de la sesión.
    - Identificar preocupaciones, miedos y expectativas.

2. **Setting (Entorno Terapéutico):**
   - Diseñar un espacio seguro, tranquilo y cómodo.
   - Incluir elementos que fomenten la relajación, como música adecuada, iluminación suave y confort físico.
3. **Orientación Inicial:**
   - Explicar al paciente qué esperar durante la experiencia.
   - Reforzar la importancia de la aceptación y la apertura ante cualquier emoción o visión.

Diagrama Conceptual para la Preparación
- **Centro:** Preparación del Paciente.
  - **Ramas:**
    - Mentalidad (Set): Exploración emocional, claridad de metas.
    - Entorno (Setting): Seguridad, calma, estética relajante.
    - Orientación: Expectativas, educación sobre la experiencia.

2. Inicio de la Experiencia

Objetivo de esta Fase

Guiar al paciente a través de los primeros efectos de la psilocibina, ayudándolo a adaptarse a los cambios sensoriales y emocionales.

Elementos Clave
1. **Alteraciones Sensoriales:**
   - Cambios en la percepción visual, auditiva y táctil.
   - Sensación de conexión con el entorno inmediato.
2. **Introspección Inicial:**
   - Pensamientos más profundos y reflexivos comienzan a surgir.
   - El paciente puede experimentar curiosidad o ligera ansiedad.
3. **Soporte Terapéutico:**
   - Estar presente para el paciente, brindando tranquilidad si experimenta incomodidad inicial.
   - Refuerzo positivo: "Estás seguro. Esto es parte del proceso."

Diagrama Conceptual para el Inicio
- **Centro:** Alteración Sensorial.
  - **Ramas:**
    - Cambios Visuales: Colores intensos, patrones.
    - Sensación Física: Ligereza o pesadez, hormigueo.
    - Inicio de Introspección: Reflexiones iniciales.

- Rol del Terapeuta: Presencia tranquilizadora.

3. Pico de la Experiencia
Objetivo de esta Fase
Aprovechar el momento de mayor apertura emocional y psicológica para facilitar el acceso a insights profundos y experiencias transformadoras.

Elementos Clave
1. **Disolución del Ego:**
   - Sensación de unidad con el universo o pérdida del sentido del yo.
   - Puede ser liberador, pero también desafiante para algunos pacientes.
2. **Visiones y Simbolismo:**
   - Aparición de imágenes intensas, simbólicas o narrativas.
   - Muchas veces relacionadas con recuerdos, emociones o creencias profundas.
3. **Emociones Intensas:**
   - Amor, gratitud, arrepentimiento, perdón.
   - En algunos casos, enfrentamiento con miedos o traumas.
4. **Rol del Terapeuta:**
   - Guía silenciosa, brindando apoyo sin interrumpir el flujo natural de la experiencia.
   - Estar preparado para intervenir si el paciente experimenta ansiedad severa.

Diagrama Conceptual para el Pico
- **Centro:** Disolución del Ego.
  - **Ramas:**
    - Emociones Profundas: Amor, miedo, gratitud.
    - Visiones Simbólicas: Escenarios, figuras, patrones.
    - Apertura Psicológica: Insights y realizaciones.
    - Apoyo Terapéutico: Presencia tranquilizadora, intervención mínima.

4. Descenso y Reflexión
Objetivo de esta Fase
Ayudar al paciente a procesar las emociones y visiones experimentadas mientras regresa gradualmente a un estado de conciencia habitual.

Elementos Clave
1. **Procesamiento Emocional:**
   - El paciente reflexiona sobre lo vivido, comenzando a encontrar significado en la experiencia.
2. **Reconexión con la Realidad:**

- Sensación de calma y regreso al presente físico.
- A menudo acompañado de sentimientos de paz o gratitud.

3. **Soporte Terapéutico:**
    - Guiar al paciente en la reflexión inicial.
    - Proporcionar apoyo emocional si surgen dudas o emociones residuales.

Diagrama Conceptual para el Descenso
- **Centro:** Procesamiento y Reflexión.
    - **Ramas:**
        - Reconexión: Sensación de estabilidad.
        - Sentimientos Post-Experiencia: Paz, gratitud, calma.
        - Guía Terapéutica: Reflexión conjunta, apoyo emocional.

5. Post-Sesión e Integración

Objetivo de esta Fase

Transformar los insights obtenidos en cambios concretos y sostenibles en la vida diaria del paciente.

Elementos Clave

1. **Reflexión Post-Sesión:**
    - Recapitular los momentos clave de la experiencia.
    - Identificar los temas más significativos.
2. **Aplicación de Insights:**
    - Establecer metas prácticas basadas en los aprendizajes obtenidos.
    - Diseñar estrategias para implementar cambios en la vida cotidiana.
3. **Soporte Continuo:**
    - Sesiones de integración con el terapeuta para reforzar los resultados positivos.
    - Introducción de herramientas como journaling, mindfulness y terapia adicional.

Diagrama Conceptual para la Post-Sesión
- **Centro:** Integración de la Experiencia.
    - **Ramas:**
        - Reflexión: Identificación de aprendizajes clave.
        - Planificación: Metas prácticas y cambios de vida.
        - Seguimiento: Sesiones de integración, apoyo continuo.

Aplicación Práctica del Mapa

Este mapa conceptual puede adaptarse a las necesidades individuales del paciente y el enfoque del terapeuta. Funciona como una guía tanto para planificar la sesión como para evaluar el progreso.

Diagrama de Dosificación para Terapia con Psilocibina

La dosificación de psilocibina es un elemento esencial en la terapia psicodélica, ya que determina no solo la intensidad de la experiencia, sino también los posibles beneficios terapéuticos y el enfoque que se debe adoptar en cada sesión. Comprender cómo se relaciona la dosis con los efectos y las aplicaciones es clave para maximizar la eficacia del tratamiento y garantizar la seguridad del paciente.

Este diagrama de dosificación explora tres rangos principales de dosis (bajas, moderadas y altas), proporcionando detalles sobre los efectos esperados, las posibles emociones y visiones, y sus aplicaciones terapéuticas específicas. También incluye recomendaciones prácticas para terapeutas, considerando el contexto en el que estas dosis pueden ser administradas de manera efectiva.

Tabla Comparativa de Dosis de Psilocibina

Dosis	Cantidad (g)	Efectos Esperados	Aplicaciones Terapéuticas
Baja (0.5 - 1 g)	Microdosis a leve	Aumento leve en la sensibilidad sensorial, introspección ligera, mayor claridad mental, mejora en el estado de ánimo.	Ideal para la estabilización emocional, microdosis terapéuticas para aliviar ansiedad o estrés leve, e introducción a la psilocibina.
Moderada (1.5 - 2.5 g)	Dosis terapéutica media	Experiencia psicodélica completa, visiones significativas, emociones intensificadas, introspección profunda.	Tratamiento de traumas, adicciones y depresión resistente al tratamiento. También útil para explorar temas existenciales o espirituales.
Alta (3 - 5 g o más)	Dosis heroica	Experiencias profundamente transformadoras, disolución completa del ego, conexión trascendental, visiones profundas.	Tratamiento de ansiedad terminal, aceptación de la muerte en pacientes con enfermedades avanzadas, y exploraciones espirituales profundas.

Análisis de Cada Rango de Dosis

Dosis Baja (0.5 - 1 g)

Efectos Esperados
- Cambios sutiles en la percepción sensorial: mayor aprecio por los colores, texturas y sonidos.
- Incremento leve en la introspección emocional, con pensamientos más claros y enfocados.
- Mejora en el estado de ánimo, reducción del estrés y aumento de la energía emocional positiva.

Sensaciones del Paciente
- El paciente se siente en control de su experiencia, lo que hace que esta dosis sea ideal para principiantes o personas ansiosas.
- Sensación de ligereza emocional, claridad mental y una conexión moderada con sus emociones.

Aplicaciones Terapéuticas
- **Microdosis:** Tratamiento continuo para aliviar síntomas de ansiedad o depresión leve sin inducir una experiencia psicodélica completa.
- **Introducción a la Psilocibina:** Para pacientes que nunca han usado psicodélicos y necesitan familiarizarse con los efectos.
- **Estabilización Emocional:** Ideal para mejorar el enfoque, la creatividad y la resiliencia emocional.

Recomendaciones Terapéuticas
- Crear un entorno relajado y permitir al paciente interactuar con el terapeuta durante la sesión para explorar emociones ligeras o bloqueos mentales.

Dosis Moderada (1.5 - 2.5 g)

Efectos Esperados
- Alteraciones significativas en la percepción sensorial y emocional: patrones visuales, intensificación de los colores y aumento de la empatía.
- Mayor apertura emocional y acceso a recuerdos profundos o reprimidos.
- Visiones introspectivas que pueden incluir escenarios simbólicos relacionados con el pasado del paciente.

Sensaciones del Paciente
- El paciente puede experimentar emociones intensas, que van desde el amor profundo hasta el miedo o la tristeza.
- Una sensación de conexión con el universo o una perspectiva renovada de su vida y relaciones.

Aplicaciones Terapéuticas
- **Tratamiento de Traumas:** Permite al paciente procesar recuerdos difíciles en un entorno seguro.

- **Depresión Resistente:** Facilita la exploración de patrones mentales negativos y fomenta una reestructuración cognitiva.
- **Adicciones:** Ayuda a identificar la raíz emocional de la dependencia y promueve una sensación de liberación.

Recomendaciones Terapéuticas
- Durante esta dosis, el terapeuta debe mantenerse presente como una figura de apoyo, pero intervenir mínimamente para permitir al paciente procesar la experiencia.
- Es crucial realizar una integración posterior para trabajar en los insights obtenidos.

Dosis Alta (3 - 5 g o más)

Efectos Esperados
- Disolución completa del ego: el paciente puede experimentar la sensación de perder su identidad personal y fusionarse con el universo.
- Visiones profundas, simbólicas y a menudo trascendentales que pueden parecer experiencias místicas.
- Emociones extremas, tanto positivas como desafiantes, con un fuerte impacto en la percepción del tiempo y el espacio.

Sensaciones del Paciente
- Algunos pacientes describen esta dosis como "un renacimiento emocional," mientras que otros pueden experimentar miedo inicial ante la pérdida del control.
- Con el apoyo adecuado, la mayoría experimenta un sentido renovado de propósito y conexión con su entorno.

Aplicaciones Terapéuticas
- **Ansiedad Existencial en Pacientes Terminales:** Facilita la aceptación de la muerte y promueve una sensación de paz.
- **Exploraciones Espirituales Profundas:** Ideal para pacientes que buscan entender su propósito o superar bloqueos emocionales severos.
- **Procesamiento de Traumas Complejos:** Ayuda a desentrañar emociones profundamente arraigadas.

Recomendaciones Terapéuticas
- Crear un entorno completamente seguro y contar con un terapeuta experimentado es esencial.
- Se recomienda realizar una integración exhaustiva para ayudar al paciente a comprender y aplicar los insights en su vida diaria.

Factores Clave en la Dosificación

1. **Peso y Metabolismo del Paciente:**
   - La respuesta a la psilocibina puede variar dependiendo del peso corporal y la capacidad metabólica del paciente.

2. **Estado Mental y Emocional:**
   - El estado emocional inicial del paciente influye significativamente en cómo experimentará los efectos.

3. **Entorno Terapéutico (Setting):**
   - Un espacio seguro y cómodo reduce la ansiedad y permite al paciente explorar emociones y visiones sin distracciones.

4. **Preparación y Orientación:**
   - Explicar los posibles efectos y reforzar la confianza en el terapeuta y el proceso es esencial para minimizar el estrés o el miedo durante la sesión.

5. **Integración Posterior:**
   - Sin una integración adecuada, los insights obtenidos durante la experiencia pueden no traducirse en cambios sostenibles en la vida diaria del paciente.

El diagrama de dosificación de psilocibina proporciona una herramienta valiosa para los terapeutas, permitiendo una planificación cuidadosa y personalizada de las sesiones. Cada rango de dosis tiene aplicaciones específicas y efectos distintos que pueden adaptarse a las necesidades únicas del paciente. Con la preparación adecuada, un entorno terapéutico seguro y un enfoque centrado en la integración, la dosificación de psilocibina puede convertirse en una herramienta transformadora en la salud mental y el crecimiento personal.

Mapa Conceptual: Efectos de la Psilocibina Según la Dosis

El uso terapéutico de la psilocibina en entornos controlados requiere una comprensión profunda de cómo varían los **efectos psicológicos, emocionales y físicos** según la **dosis administrada**. La intensidad, duración y naturaleza de la experiencia psicodélica están directamente relacionadas con la cantidad de psilocibina ingerida y factores individuales del paciente, como su estado mental, su entorno (setting) y su preparación emocional (set).

Este **diagrama conceptual** ofrece una visión organizada y estructurada sobre los efectos que se pueden esperar en diferentes niveles de dosis, desde microdosis hasta dosis heroicas. Además, incluye cómo cada rango de dosificación puede aplicarse terapéuticamente y cómo estas experiencias afectan la mente y el cuerpo. El objetivo es dotar a terapeutas y profesionales de una herramienta práctica y visual que facilite la planificación, ejecución y evaluación de las sesiones con psilocibina.

Concepto Central del Diagrama

El **Diagrama Conceptual de Efectos de la Psilocibina Según la Dosis** tiene como eje central los rangos de dosis, que se dividen en:

1. **Microdosis (0.1 - 0.5 g)**
2. **Dosis Baja (0.5 - 1 g)**
3. **Dosis Moderada (1.5 - 2.5 g)**
4. **Dosis Alta (3 - 5 g)**
5. **Dosis Heroica (5 g o más)**

Cada nivel de dosificación está asociado con:

- **Efectos esperados:** Cambios sensoriales, emocionales y cognitivos.
- **Aplicaciones terapéuticas:** Problemas emocionales, mentales o existenciales que se pueden tratar.
- **Intervenciones sugeridas:** Estrategias terapéuticas para guiar al paciente en cada etapa de la experiencia.

Microdosis (0.1 - 0.5 g): Sutiles Cambios Cognitivos

Efectos Esperados:

La microdosificación de psilocibina no induce experiencias psicodélicas completas. Los efectos son suaves y sutiles, pero pueden generar cambios perceptibles en el estado mental, emocional y en el rendimiento cognitivo.

- **Aumento de la claridad mental:** Pensamiento más enfocado y creativo.
- **Elevación ligera del estado de ánimo:** Reducción de síntomas leves de ansiedad o depresión.
- **Sensibilidad sensorial leve:** Percepción aumentada de colores, sonidos y texturas.
- **Mayor energía y motivación:** Sentimiento de ligereza emocional y disposición positiva.

Aplicaciones Terapéuticas:
1. **Mejora del bienestar emocional general:** Alivia síntomas de ansiedad y depresión leve sin alterar la funcionalidad diaria.
2. **Optimización del rendimiento cognitivo:** Útil para personas que desean mejorar la creatividad, concentración y productividad.
3. **Manejo del estrés:** Ideal para pacientes que buscan estabilización emocional sin experimentar una experiencia psicodélica intensa.

Intervenciones Sugeridas:
- Recomendación de llevar un **diario de observación** para identificar patrones emocionales y cognitivos durante el proceso de microdosificación.
- Uso en combinación con prácticas como **mindfulness**, yoga o terapia de aceptación y compromiso (ACT).

Dosis Baja (0.5 - 1 g): Apertura Emocional Controlada
Efectos Esperados:

Las dosis bajas generan una experiencia psicodélica leve, con un mayor énfasis en los efectos sensoriales y emocionales:

- **Aumento en la percepción sensorial:** Colores más brillantes, sonidos más profundos, conexión con el entorno.
- **Emociones positivas:** Sensación de calma, ligereza emocional y mayor apertura a la introspección.
- **Reflexión suave:** Pensamientos más claros, capacidad de observar problemas sin juicio ni reactividad emocional.

Aplicaciones Terapéuticas:
1. **Introducción a la terapia psicodélica:** Para pacientes nuevos o ansiosos, esta dosis permite familiarizarse con los efectos de la psilocibina en un entorno controlado.
2. **Manejo del estrés y ansiedad leve:** Facilita la relajación y el desapego de pensamientos intrusivos.
3. **Exploración emocional:** Ayuda a identificar bloqueos emocionales de manera suave y no amenazante.

Intervenciones Sugeridas:
- El terapeuta puede guiar **ejercicios de respiración profunda** y relajación para fomentar un ambiente de seguridad y apertura.
- Reflexión verbal durante la sesión si el paciente desea compartir pensamientos emergentes.

Dosis Moderada (1.5 - 2.5 g): Procesamiento Profundo

Efectos Esperados:

Las dosis moderadas inducen una experiencia psicodélica completa, caracterizada por una introspección más profunda y visiones simbólicas:

- **Alteraciones sensoriales significativas:** Patrón visual, intensificación de luces y sombras, y distorsión temporal.
- **Acceso a recuerdos y emociones reprimidas:** El paciente puede enfrentar temas emocionales no resueltos en un contexto seguro.
- **Profundización en el sentido de uno mismo:** Reflexión sobre el propósito de la vida y patrones de pensamiento.
- **Mayor empatía y conexión emocional:** Sensación de unión con el entorno o seres queridos.

Aplicaciones Terapéuticas:

1. **Tratamiento de la depresión resistente:** Permite la identificación y procesamiento de creencias limitantes.
2. **Resolución de traumas:** Ayuda a desbloquear emociones relacionadas con experiencias pasadas.
3. **Manejo de adicciones:** Facilita la introspección sobre las raíces emocionales de la dependencia.

Intervenciones Sugeridas:

- El terapeuta debe intervenir de manera mínima, asegurando un apoyo emocional tranquilo.
- Uso de **música evocativa** que guíe al paciente a través de las fases de la experiencia.
- Reforzar la aceptación de emociones difíciles, fomentando frases como **"Permítete sentir, estás en un lugar seguro."**

Dosis Alta (3 - 5 g): Experiencia Transformadora

Efectos Esperados:

Las dosis altas inducen experiencias profundas y transformadoras, con un alto grado de disolución del ego y conexión trascendental:

- **Disolución del sentido del yo (disolución del ego):** El paciente puede sentir que se fusiona con el universo o pierde su identidad temporalmente.
- **Visiones místicas y simbólicas:** Aparición de imágenes arquetípicas, recuerdos o figuras significativas.
- **Emociones extremas:** Amor, gratitud, liberación, pero también miedo o confusión temporal.
- **Reevaluación de la vida y propósito:** Una nueva perspectiva sobre los desafíos y experiencias personales.

Aplicaciones Terapéuticas:
1. **Aceptación de la muerte en pacientes terminales:** Reduce la ansiedad existencial y fomenta la paz emocional.
2. **Transformación de traumas profundos:** Procesamiento de emociones intensas y liberación del sufrimiento emocional.
3. **Exploración espiritual:** Facilita experiencias de unidad con la naturaleza, el universo o el "yo superior."

Intervenciones Sugeridas:
- Crear un ambiente completamente seguro y silencioso, permitiendo que el paciente se sumerja plenamente en su experiencia.
- El terapeuta debe intervenir solo si el paciente muestra signos de angustia extrema, utilizando frases tranquilizadoras y recordando el apoyo constante.
- Sesiones de integración intensivas para explorar los insights obtenidos y transformarlos en cambios sostenibles.

Dosis Heroica (5 g o más): Trascendencia Total

Efectos Esperados:
- **Disolución total del ego y del tiempo:** Pérdida del sentido de individualidad y espacio temporal.
- **Experiencias místicas intensas:** Sensación de unidad cósmica, revelaciones espirituales o conexión con lo trascendental.
- **Respuestas emocionales abrumadoras:** Tanto positivas (amor incondicional) como desafiantes (miedo existencial).

Aplicaciones Terapéuticas:
1. **Exploraciones espirituales y existenciales:** Ideal para pacientes que buscan respuestas profundas sobre el propósito de la vida o su existencia.
2. **Transformación de patrones de pensamiento severos:** Ayuda a desarticular creencias y traumas muy arraigados.

Intervenciones Sugeridas:
- El terapeuta debe garantizar el silencio y la confianza en el proceso.
- Reflexión post-sesión intensiva para guiar al paciente en la interpretación y aplicación de sus aprendizajes.

Este **diagrama de dosificación y efectos** organiza de manera estructurada las respuestas esperadas según la dosis de psilocibina y ofrece aplicaciones terapéuticas prácticas. Al comprender cómo varían los efectos y cómo manejarlos en cada etapa, los terapeutas pueden guiar con mayor confianza a sus pacientes en este proceso transformador. La clave del éxito radica en la preparación, el entorno seguro y la integración posterior que permita transformar los insights en cambios reales y sostenibles.

"Setting" Entorno Terapéutico para Sesiones con Psilocibina

El entorno terapéutico, conocido como "setting" en el contexto de las terapias psicodélicas, es uno de los factores más importantes para garantizar una experiencia segura, enriquecedora y transformadora durante una sesión con psilocibina. Este espacio debe diseñarse de manera intencional para proporcionar confort, seguridad y apoyo emocional al paciente, permitiendo que se sumerja en su experiencia con confianza.

En este esquema, se aborda cómo estructurar el entorno ideal para la terapia con psilocibina, destacando elementos clave como iluminación, música, diseño del mobiliario, colores, objetos significativos y otros aspectos que influyen en la experiencia del paciente. Además, se incluye una representación visual del espacio ideal y recomendaciones prácticas para adaptarlo según las necesidades individuales.

Conceptos Clave del Entorno Terapéutico

1. **Seguridad Física y Emocional**
   - El espacio debe estar diseñado para minimizar riesgos físicos y emocionales.
   - Proveer una sensación de protección y tranquilidad es fundamental.

2. **Estímulos Sensoriales Controlados**
   - La iluminación, el sonido, los olores y las texturas deben equilibrarse cuidadosamente para evitar sobreestimulación o incomodidad.

3. **Flexibilidad y Adaptación**
   - El entorno debe poder ajustarse a las necesidades individuales del paciente, ya que cada persona responde de manera única a la psilocibina.

4. **Estética y Simplicidad**
   - Un diseño minimalista con elementos estéticos agradables reduce distracciones y fomenta un estado mental relajado.

Elementos Esenciales del Entorno Terapéutico

1. Iluminación

La iluminación juega un papel crucial en la configuración del estado de ánimo y la percepción sensorial del paciente.

- **Luces Suaves y Regulables**
  - Utilizar lámparas con dimmers para ajustar la intensidad según el momento de la sesión.

- Evitar luces brillantes o fluorescentes que puedan ser agresivas para los sentidos.
- **Colores Cálidos y Neutros**
  - Preferir tonos cálidos como el ámbar o el blanco cálido, que fomentan una sensación de calma.
  - Proyectores con luces de colores suaves pueden ser útiles en momentos específicos para estimular la introspección.
- **Velas y Lámparas de Sal**
  - Añaden un toque de calidez y una atmósfera acogedora, especialmente durante el descenso de la experiencia.

2. Música

La música es una herramienta terapéutica poderosa que puede influir en el estado emocional y la narrativa interna del paciente.

- **Selección Musical**
  - Música instrumental suave, como sonidos ambientales o composiciones diseñadas específicamente para terapia psicodélica.
  - Evitar letras que puedan distraer o influir emocionalmente de manera negativa.
- **Fases de la Sesión**
  - **Inicio:** Sonidos relajantes y ligeros para facilitar la transición hacia el estado psicodélico.
  - **Pico:** Música envolvente con tonos profundos y evocadores para apoyar el viaje introspectivo.
  - **Descenso:** Melodías suaves y tranquilas que faciliten la reconexión con la realidad.
- **Sistema de Sonido**
  - Altavoces de alta calidad que distribuyan el sonido uniformemente por la habitación.
  - Uso de auriculares solo si el paciente lo prefiere, para personalizar la experiencia.

3. Mobiliario

El mobiliario debe priorizar la comodidad y adaptarse a las diferentes etapas de la experiencia.

- **Sillas y Sofás**
  - Sillas reclinables o sofás ergonómicos con soporte para la cabeza y los brazos.
  - Acolchado suficiente para garantizar el confort durante varias horas.
- **Colchonetas y Cojines**
  - Opciones adicionales para que el paciente pueda tumbarse cómodamente si lo desea.
  - Cojines suaves para apoyar diferentes partes del cuerpo.
- **Mesa Lateral**
  - Un espacio accesible donde el paciente pueda colocar agua, pañuelos o cualquier objeto personal que le proporcione seguridad.

4. Colores y Decoración

El diseño visual del espacio debe ser sereno y acogedor, evitando distracciones innecesarias.

- **Paleta de Colores**
    - Tonos naturales y terrosos como beige, verde oliva o azul claro, que evocan tranquilidad.
    - Evitar colores brillantes o saturados que puedan ser sobreestimulantes.
- **Elementos Naturales**
    - Plantas en macetas, cuadros con paisajes o imágenes simbólicas que promuevan una sensación de conexión con la naturaleza.
- **Objetos Significativos**
    - Elementos como figuras o símbolos culturales o espirituales que puedan aportar una sensación de significado y conexión al paciente.

5. Otros Aspectos Sensoriales

La integración de otros sentidos puede enriquecer la experiencia.

- **Aromaterapia**
    - Fragancias suaves como lavanda o sándalo para promover la relajación.
    - Evitar olores intensos o artificiales que puedan ser intrusivos.
- **Texturas**
    - Mantas suaves y alfombras acolchadas para aportar una sensación táctil agradable.
    - Evitar superficies frías o incómodas.
- **Temperatura**
    - Mantener una temperatura constante y agradable, alrededor de 22-24°C.
    - Ofrecer mantas ligeras en caso de que el paciente sienta frío.

Distribución del Espacio Terapéutico

Zona Central: Espacio del Paciente

- **Elementos Clave:**
    - Una silla reclinable, sofá o colchoneta en el centro.
    - Cojines y mantas accesibles.
    - Acceso a una mesa lateral con agua y pañuelos.

Zona Periférica: Apoyo Sensorial

- **Luces Regulables:**
    - Lámparas colocadas estratégicamente en las esquinas de la habitación.
- **Altavoces:**
    - Distribuidos para un sonido envolvente.

Zona del Terapeuta
- Una silla cómoda colocada cerca, pero no invasiva, para supervisar y apoyar al paciente.
- Mesa con materiales terapéuticos (cuaderno de notas, guías de apoyo, etc.).

Representación Visual del Espacio Ideal
Descripción del Diagrama:
1. **Centro de la Habitación:**
   - Una silla reclinable o colchoneta con cojines y una manta.
   - Mesa lateral con objetos esenciales: botella de agua, pañuelos, una planta pequeña.
2. **Iluminación:**
   - Lámparas de pie con luz regulable en las esquinas de la habitación.
   - Velas o lámparas de sal cerca del paciente.
3. **Música:**
   - Altavoces en las esquinas superiores para un sonido envolvente.
4. **Decoración:**
   - Plantas distribuidas uniformemente.
   - Cuadros o elementos visuales con temas naturales o simbólicos.
5. **Zona del Terapeuta:**
   - Silla cómoda situada a 1-2 metros del paciente.
   - Mesa con materiales terapéuticos.

Recomendaciones Prácticas
1. **Adaptabilidad del Entorno:**
   - Considerar la posibilidad de ajustar la luz, la música o la decoración según las preferencias del paciente.
2. **Preparación Previa:**
   - Probar el sistema de sonido y ajustar la iluminación antes de la sesión para evitar interrupciones.
3. **Feedback del Paciente:**
   - Preguntar al paciente sobre su nivel de confort al inicio y ajustar el entorno según sea necesario.
4. **Mantenimiento del Espacio:**
   - Mantener la habitación limpia, organizada y libre de distracciones.

Un entorno terapéutico bien diseñado puede marcar la diferencia entre una experiencia psicodélica transformadora y una desafiante. Este esquema destaca la importancia de cada elemento, desde la iluminación y la música hasta el mobiliario y la decoración, creando un espacio donde el paciente se sienta seguro, cómodo y apoyado.

Al personalizar el entorno para cada individuo, los terapeutas pueden maximizar el potencial terapéutico de la psilocibina y facilitar experiencias de sanación profunda y duradera.

Glosario de Términos Relacionados con la Psilocibina y su Uso Terapéutico

A

- **Adicciones:** Estado psicológico y físico caracterizado por la compulsión a consumir una sustancia o realizar una actividad, a pesar de sus consecuencias negativas. La terapia con psilocibina puede ser útil en el tratamiento de algunas adicciones.
- **Ansiedad Existencial:** Miedo o preocupación relacionados con preguntas fundamentales sobre la vida, el propósito y la muerte. Frecuentemente experimentada por pacientes terminales, puede abordarse con terapia psicodélica.
- **Alteración Sensorial:** Cambios en la percepción de los sentidos, como colores más intensos, patrones visuales y distorsión de sonidos, comunes durante las experiencias con psilocibina.
- **Apertura Emocional:** Estado mental en el que los pacientes se sienten más receptivos para explorar sus emociones y pensamientos, facilitado por la psilocibina.

B

- **Burnout:** Estado de agotamiento físico y mental debido a estrés laboral prolongado. La psilocibina puede ayudar a las personas con burnout a reevaluar su estilo de vida y sus prioridades.
- **Biodisponibilidad:** Cantidad de una sustancia que llega al torrente sanguíneo y puede ser utilizada por el cuerpo. En el caso de la psilocibina, esta se metaboliza en psilocina, su forma activa.

C

- **Conexión Espiritual:** Sensación de unidad con algo más grande que uno mismo, como la naturaleza, el universo o un sentido de propósito, frecuentemente experimentada durante sesiones con psilocibina.
- **Contención Emocional:** Proceso en el que el terapeuta brinda apoyo al paciente para que pueda manejar emociones intensas durante la sesión.
- **Curandera:** Figura tradicional en culturas indígenas que utiliza hongos psilocibios como herramientas espirituales y de sanación. Ejemplo destacado: María Sabina.
- **Cuestionario de Integración:** Herramienta terapéutica para ayudar al paciente a reflexionar sobre su experiencia y aplicar los aprendizajes en su vida diaria.

D

- **Descenso:** Fase final de la experiencia psicodélica en la que el paciente comienza a reconectarse con la realidad. A menudo acompañada de reflexiones profundas y una sensación de calma.

- **Disolución del Ego:** Estado psicológico en el que el paciente pierde la sensación de individualidad, experimentando una conexión profunda con el universo o un sentido de unidad trascendental.
- **Dosis Heroica:** Dosis de psilocibina de 5 g o más, que induce experiencias profundamente transformadoras y místicas.
- **Dosis Moderada:** Rango de dosis entre 1.5 y 2.5 g, ideal para experiencias psicodélicas completas con aplicaciones terapéuticas específicas.

E

- **Entorno Terapéutico (Setting):** Espacio físico donde se lleva a cabo la sesión con psilocibina, diseñado para proporcionar comodidad y seguridad al paciente.
- **Escala de Intensidad Emocional Post-Sesión:** Herramienta para evaluar las emociones experimentadas durante y después de la sesión con psilocibina, ayudando a identificar áreas clave para la integración.
- **Ego:** Sentido de identidad individual; durante la terapia con psilocibina, puede reducirse o desaparecer temporalmente, facilitando una introspección más profunda.

F

- **Flashbacks:** Revivencias espontáneas de una experiencia psicodélica previa, aunque generalmente poco comunes con la psilocibina.
- **Fase de Pico:** Momento de mayor intensidad durante la experiencia psicodélica, caracterizado por visiones, introspección profunda y emociones intensas.
- **FDA (Food and Drug Administration):** Agencia reguladora de medicamentos en EE. UU. que ha designado la psilocibina como "terapia innovadora" para la depresión resistente al tratamiento.

G

- **Guía Terapéutica:** Rol del terapeuta durante la sesión, proporcionando apoyo emocional, seguridad y orientación al paciente sin interferir en su proceso.
- **Glosario:** Recurso complementario para comprender los términos clave utilizados en el libro y en la terapia psicodélica.

H

- **Hongos Psilocibios:** Especies de hongos que contienen psilocibina, un compuesto psicodélico utilizado en contextos ceremoniales y terapéuticos.
- **Hoffman, Albert:** Científico que aisló la psilocibina en 1958, sentando las bases para su investigación moderna.

I

- **Integración:** Proceso terapéutico posterior a la sesión psicodélica en el que los pacientes trabajan para aplicar los aprendizajes obtenidos en su vida diaria.
- **Introspección:** Exploración profunda de pensamientos, emociones y recuerdos, común durante las experiencias con psilocibina.

J

- **Journaling:** Técnica utilizada en la integración para registrar las reflexiones y emociones del paciente tras la sesión psicodélica.

L

- **Legalización:** Proceso de regularizar el uso terapéutico de la psilocibina en ciertos países o estados, permitiendo su uso bajo supervisión profesional.
- **Líder del Viaje (Trip Sitter):** Persona entrenada para acompañar a los pacientes durante una experiencia psicodélica, asegurando su bienestar físico y emocional.

M

- **Mapas Conceptuales:** Representaciones visuales que organizan información clave sobre la psilocibina y su uso terapéutico, facilitando la comprensión de sus efectos y aplicaciones.
- **Microdosificación:** Uso de dosis subperceptuales de psilocibina (0.1 - 0.5 g) para mejorar el bienestar emocional, la creatividad y el rendimiento cognitivo.

N

- **Neuroplasticidad:** Capacidad del cerebro para formar y reorganizar conexiones sinápticas. La psilocibina promueve la neuroplasticidad, facilitando el cambio de patrones de pensamiento negativos.

P

- **Psilocibina:** Compuesto químico presente en ciertos hongos, metabolizado en psilocina, que induce experiencias psicodélicas utilizadas con fines terapéuticos y espirituales.
- **Psicoterapia Asistida con Psilocibina:** Modelo terapéutico que combina la psilocibina con sesiones de preparación, experiencia controlada e integración.
- **Preparación (Set):** Estado mental y emocional del paciente antes de la sesión, esencial para una experiencia positiva y productiva.

R

- **Regulación Emocional:** Habilidad para manejar emociones intensas, facilitada por la introspección y apertura que genera la psilocibina.

- **Ritual:** Práctica estructurada, a menudo ceremonial, para usar psilocibina en contextos espirituales o culturales tradicionales.

S

- **Set (Mentalidad):** Estado interno del paciente, incluyendo emociones, pensamientos y expectativas previas a la sesión psicodélica.
- **Setting (Entorno):** Condiciones físicas y ambientales donde se lleva a cabo la experiencia psicodélica, diseñadas para fomentar seguridad y tranquilidad.
- **Sensaciones Corporales:** Cambios físicos experimentados durante la sesión, como hormigueo, ligereza o una mayor percepción táctil.

T

- **Trauma:** Experiencia emocional dolorosa que puede procesarse y liberarse durante sesiones terapéuticas con psilocibina.
- **Trip:** Término coloquial para describir una experiencia psicodélica, incluyendo su intensidad, duración y características emocionales o visuales.

U

- **Unidad:** Sensación de conexión con todas las cosas, común durante experiencias psicodélicas profundas.

V

- **Visiones Simbólicas:** Imágenes mentales que aparecen durante la experiencia psicodélica, a menudo cargadas de significado emocional o arquetípico.

Z

- **Zona de Confort Terapéutica:** Espacio seguro donde el paciente puede explorar sus emociones sin miedo al juicio o interrupciones externas.

Reflexiones Finales: Ética y Responsabilidad en el Uso Terapéutico de la Psilocibina

A medida que la psilocibina avanza hacia una mayor aceptación en la medicina moderna y en la psicoterapia, es fundamental reflexionar sobre los principios éticos y las responsabilidades inherentes a su uso terapéutico. Aunque la evidencia científica respalda su efectividad para tratar trastornos como la depresión resistente, la ansiedad existencial y las adicciones, la integración de esta sustancia en contextos clínicos plantea desafíos éticos únicos que deben abordarse con cuidado y sensibilidad.

La ética y la responsabilidad en el uso terapéutico de la psilocibina no solo están relacionadas con la seguridad y el bienestar del paciente, sino también con el respeto hacia las comunidades indígenas que han preservado su conocimiento durante generaciones, la regulación adecuada para evitar su mal uso y la formación profesional de terapeutas capacitados. Este apartado explora estos principios fundamentales y su importancia para garantizar que la psilocibina se utilice de manera segura, respetuosa y efectiva.

Principios Éticos

El uso de psilocibina en un contexto terapéutico debe guiarse por los principios éticos que fundamentan la práctica clínica y la investigación médica:

Autonomía del Paciente

El paciente tiene el derecho de tomar decisiones informadas sobre su participación en una terapia con psilocibina. Esto incluye:

- **Consentimiento informado:** Explicar claramente los riesgos, beneficios y posibles efectos de la psilocibina antes de la sesión.
- **Elección libre:** El paciente debe participar sin presión o coerción, garantizando que su decisión sea completamente voluntaria.
- **Confidencialidad:** Proteger la privacidad del paciente es crucial, especialmente dado el estigma que todavía rodea a las sustancias psicodélicas.

Beneficencia

El terapeuta debe actuar siempre en el mejor interés del paciente, priorizando su bienestar físico, emocional y psicológico. Esto incluye:

- Seleccionar la dosis adecuada para minimizar los riesgos.
- Crear un entorno terapéutico seguro y de apoyo.
- Guiar al paciente durante la experiencia para evitar o manejar situaciones desafiantes.

No Maleficencia

Este principio ético implica evitar causar daño al paciente. En el contexto de la terapia con psilocibina, esto incluye:

- Evaluar cuidadosamente la idoneidad del paciente para la terapia, excluyendo a aquellos con condiciones como psicosis o esquizofrenia que podrían agravarse.

- Supervisar adecuadamente la sesión para prevenir eventos adversos.
- Realizar sesiones de integración posteriores para ayudar al paciente a procesar su experiencia de manera saludable.

Justicia

La justicia en el uso terapéutico de la psilocibina implica garantizar que esta herramienta esté disponible de manera equitativa para quienes puedan beneficiarse de ella. Esto incluye:

- Promover el acceso a personas de diferentes contextos socioeconómicos.
- Evitar la exclusión de comunidades vulnerables que podrían beneficiarse de la terapia.

Responsabilidad Profesional del Terapeuta

Los terapeutas que trabajan con psilocibina tienen una gran responsabilidad para garantizar la seguridad y efectividad de esta herramienta terapéutica. Esto requiere una formación especializada, habilidades interpersonales sólidas y un compromiso continuo con la ética profesional.

Formación y Certificación

El uso terapéutico de psilocibina requiere una formación rigurosa que incluya:

- Conocimiento sobre la farmacología y los efectos de la psilocibina.
- Entrenamiento en manejo de crisis emocionales durante la sesión.
- Habilidades para guiar al paciente en la integración posterior a la experiencia.

Creación de un Entorno Seguro

El entorno terapéutico debe diseñarse para minimizar los riesgos y fomentar la confianza del paciente. Esto incluye:

- Un espacio físico cómodo y libre de distracciones.
- Presencia constante del terapeuta para proporcionar apoyo emocional.
- Planificación adecuada para manejar cualquier eventualidad, como ansiedad extrema o emergencias médicas.

Neutralidad y Respeto

El terapeuta debe evitar influir en la experiencia del paciente con sus propias creencias o expectativas. Esto incluye:

- Respetar las interpretaciones personales del paciente sobre su experiencia.
- Evitar imponer narrativas espirituales, religiosas o psicológicas.

Reconocimiento y Respeto a las Tradiciones Indígenas

La psilocibina tiene una larga historia de uso ceremonial en culturas indígenas, especialmente en Mesoamérica. Estos pueblos han utilizado hongos psilocibios durante siglos como herramientas para la sanación, la espiritualidad y la conexión comunitaria.

Es esencial reconocer y respetar este legado al integrar la psilocibina en contextos terapéuticos modernos.

Gratitud y Reconocimiento

- Reconocer que las prácticas indígenas han preservado el conocimiento sobre los hongos psilocibios y han contribuido significativamente a su reintroducción en la medicina moderna.
- Incluir menciones de estas tradiciones en la formación de terapeutas y en materiales educativos.

Evitar la Apropiación Cultural

El uso moderno de la psilocibina debe evitar apropiarse de prácticas indígenas sin respetar su contexto cultural. Esto incluye:

- No comercializar elementos rituales sin comprender su significado.
- Consultar y colaborar con comunidades indígenas para desarrollar enfoques terapéuticos culturalmente respetuosos.

Compartir Beneficios

- Promover iniciativas que compartan los beneficios económicos y sociales derivados de la terapia con psilocibina con las comunidades indígenas.

El futuro de la terapia con psilocibina depende de nuestro compromiso con estos principios éticos. Solo mediante una práctica responsable y respetuosa podemos maximizar sus beneficios y minimizar sus riesgos, construyendo un modelo de sanación que combine lo mejor de la sabiduría ancestral con los avances de la ciencia moderna.

Agradecimientos

La creación de este libro ha sido un viaje profundamente significativo, y no habría sido posible sin el apoyo, la inspiración y las contribuciones de muchas personas, comunidades y experiencias a lo largo de los años.

Quiero expresar mi más sincera gratitud a quienes han formado parte de este proceso, directa o indirectamente:

A las comunidades indígenas y su legado:
A los pueblos originarios de Mesoamérica y otras culturas ancestrales que han preservado durante siglos el conocimiento y el uso ceremonial de los hongos psilocibios. Su sabiduría y respeto por la naturaleza han sido la base de lo que hoy entendemos sobre el potencial de estas sustancias. Este libro honra su herencia y busca compartir este conocimiento con humildad y respeto.

A la ciencia y sus pioneros:
A investigadores visionarios como Albert Hofmann, Roland Griffiths y otros que han liderado estudios rigurosos sobre la psilocibina y sus aplicaciones terapéuticas. Su trabajo incansable ha derribado barreras y nos ha permitido ver el potencial transformador de esta herramienta en el ámbito de la salud mental.

A los terapeutas y profesionales:
A todos los terapeutas, médicos y guías que trabajan con dedicación para acompañar a las personas en sus procesos de sanación con psilocibina. Su compasión, ética y profesionalismo inspiran el uso responsable y seguro de esta sustancia.

A mis compañeros de camino:
A mis amigos, colegas y colaboradores que compartieron ideas, comentarios y apoyo incondicional durante la creación de este manual. Su confianza en este proyecto y sus contribuciones han sido fundamentales para darle forma.

A mi familia:
Por su paciencia, comprensión y amor incondicional durante las largas horas dedicadas a este libro. Su apoyo ha sido mi ancla y mi motor para seguir adelante.

A los pacientes y exploradores valientes:
A todas las personas que, con valentía, han decidido embarcarse en el camino de la terapia con psilocibina, enfrentando sus miedos, abrazando la incertidumbre y buscando una vida más plena. Sus historias de transformación y resiliencia han sido una fuente de inspiración constante.

A la naturaleza:
A la increíble riqueza del mundo natural que nos ofrece herramientas como los hongos psilocibios, capaces de ayudarnos a sanar, crecer y reconectar con nosotros mismos y con el universo.

Y finalmente, a ti, lector:

Gracias por interesarte en este libro y en el potencial terapéutico de la psilocibina. Espero que estas páginas sean una guía útil y una fuente de inspiración en tu propio camino, ya sea como terapeuta, investigador o buscador de crecimiento personal.

Este libro es parte de mí, de mi vida y un homenaje a la colaboración entre ciencia, tradición y humanidad, una invitación a explorar con respeto y responsabilidad las posibilidades de la psilocibina.

A todos ustedes, mi más profundo agradecimiento.

www.ingramcontent.com/pod-product-compliance
Lightning Source LLC
Chambersburg PA
CBHW071549220526
45469CB00003B/962